DES

TUMEURS KYSTIQUES

DE LA MAMELLE

PAR

Le Docteur L.-Gustave RICHELOT

Prosecteur à la Faculté,
Ancien interne lauréat des hôpitaux.

AVEC FIGURES INTERCALÉES DANS LE TEXTE.

⸺⸻◆◆◆◆◆◆⸻⸺

PARIS

LIBRAIRIE J.-B. BAILLIÈRE ET FILS

Rue Hautefeuille, 19, près le boulevard Saint-Germain

—

1878

DES

TUMEURS KYSTIQUES

DE LA MAMELLE

DES

TUMEURS KYSTIQUES

DE LA MAMELLE

PAR

Le Docteur L.-Gustave RICHELOT

Prosecteur à la Faculté,
Ancien interne lauréat des hôpitaux.

AVEC FIGURES INTERCALÉES DANS LE TEXTE.

<hr>

PARIS

LIBRAIRIE J.-B. BAILLIÈRE ET FILS

Rue Hautefeuille, 19, près le boulevard Saint-Germain

—

1878

DES TUMEURS KYSTIQUES DE LA MAMELLE

Ce n'est pas une histoire banale que celle des tumeurs kystiques de la mamelle. Née au commencement du siècle, elle est encore bien loin d'être achevée. Depuis A. Cooper, et surtout depuis Velpeau, les écoles française, anglaise et allemande ont brillamment lutté pour découvrir l'origine des néoplasies mammaires, et la part qui revient, dans leur développement, aux lobules glandulaires, à l'épithélium, au tissu conjonctif péri-acineux. La mamelle a été le terrain commun où se sont mesurés tous les auteurs qui cherchaient à classer, à définir les cancers et les tumeurs bénignes. Je le montrerai dans le cours de ce travail, quand j'aborderai l'analyse des doctrines. Jusque-là je ne veux entrer dans aucune étude rétrospective, qui m'exposerait à des redites nombreuses et me retarderait sans utilité.

S'il fallait en quelques mots résumer l'état de nos connaissances, je devrais avouer que le degré de fréquence et le mode de formation des *kystes sans tumeur* sont encore loin d'être bien connus, et que les *tumeurs avec dilatations kystiques* ont reçu depuis quelques années des interprétations radicalement opposées, soutenues avec une égale compétence et un égal talent. Je serai fort embarrassé de choisir entre les doctrines ennemies. Quant au diagnostic et aux indications, il faut ici répéter ce qui est vrai partout : quand on a fait la part des types nettement définis, il nous reste à classer des formes intermédiaires, qui viennent troubler nos divisions cliniques aussi bien qu'elles déjouent les efforts de l'histologie.

D'excellents travaux ont paru sur la question dans ces dernières années. Mais je n'ai pas cru devoir citer tous les auteurs, ni réunir une bibliographie complète. Depuis les dernières publications importantes, les recueils périoriodiques français et anglais m'ont paru pauvres en documents nouveaux. Les Allemands, depuis Billroth, ne fournissent plus d'idées originales. Parmi nous, la plupart des observations se ressemblent, et, suivant les théories adoptées, les examens anatomiques se reproduisent à peu près dans les mêmes termes. Aussi n'ai-je pas analysé en détail un bon nombre de thèses présentées à la Faculté de Paris, ni rapporté les faits publiés par MM. Duguet (1), Sévestre (2), Fochier (3), Lagrange et Duret (4), Hubert (5), et bien d'autres que j'aurais pu donner comme d'intéressants exemples, mais qui ne m'auraient pas fourni de nouveaux types.

(1) Duguet, *Kyste séro-sanguin du sein* (*Bull. de la Soc. anat.*, 1863).

(2) Sévestre, *Kystes multiples de la mamelle* (*Gaz. des hôp.*, 1868, p. 466).

(3) Fochier, *De l'adénome vrai du sein* (*Lyon médical*, 1873).

(4) Lagrange et Duret, *Cysto-sarcome volumineux du sein* (*Bull. de la Soc. anat.*, 1873).

(5) Hubert, *Tumeur kystique de la mamelle gauche* (*Bull. de la Soc. anat.*, 1873).

ANATOMIE PATHOLOGIQUE

Il est aujourd'hui prouvé que les tumeurs de la mamelle se développent aux dépens des tissus glandulaires, et en sont une émanation directe. Acini, conduits galactophores, stroma conjonctif ont dans leur genèse une part active, que les travaux modernes ont bien mise en lumière. Aussi n'est-il plus nécessaire de réfuter l'opinion de Velpeau (1), qui les croyait nées d'un épanchement sanguin, transformé peu à peu en un produit qu'il appela d'abord *fibrineux*, pour montrer son origine, et plus tard *adénoïde*, pour exprimer à la fois ses relations apparentes avec l'organe sécréteur et son indépendance primitive.

Cependant, l'histoire générale des kystes et leur pathogénie si variée (2) donnent à penser qu'on oublierait des faits intéressants, si on ne cherchait dans la mamelle que des *kystes glandulaires*. A côté de ces derniers, trouverons-nous des *kystes indépendants ?* Telle est la première question à laquelle j'essayerai de répondre.

Kystes indépendants. — J'appelle ainsi les tumeurs kystiques développées soit au pourtour, soit dans l'épais-

(1) Velpeau, *Traité des maladies du sein*, 1858.
(2) Broca, *Traité des tumeurs*, t. II, 1869.

seur de la glande, mais qui naissent dans la mamelle au même titre que partout ailleurs, et n'en sont pas une maladie propre. L'espèce en est rare, et nous en connaissons peu d'exemples certains. Elles peuvent se former sous la peau, dans la glande elle-même, ou à sa face postérieure.

Les *kystes sous-cutanés,* sans connexion avec la mamelle, sont mis en doute par M. Duplay (1). En voici peutêtre un exemple, que je donne avec les réserves qu'il me paraît comporter. Une fille de vingt-quatre ans avait depuis quelques années au sein droit une petite tumeur indolente, survenue sans cause appréciable, et ayant acquis progressivement le volume d'une noix. Située à la partie inféroexterne de la glande, cette tumeur est mobile sur les parties profondes; elle est dure, sans fluctuation ni rénitence; les ganglions axillaires sont indemnes. Le professeur Trélat croit à un fibrome; l'incision fait sourdre un jet de liquide aussi transparent que celui des kystes hydatiques. A l'examen de la poche, Ranvier reconnaît un kyste séreux simple (Obs. I). J'admets volontiers que la tumeur était née en dehors de la mamelle, dans le tissu conjonctif. Cependant, rien ne démontre qu'elle ne provenait pas des acini superficiels. Pour s'assurer qu'aucun lien ne la rattachait à la glande, il aurait fallu enlever du même coup une portion du tissu mammaire, que le chirurgien a naturellement pris à tâche de respecter. On sait, d'autre part, que certaines tumeurs peuvent s'énucléer d'elles-mêmes, et perdre leurs connexions avec la mamelle au point de simuler un ganglion. Il est donc impossible d'affirmer, dans le cas actuel, que la tumeur kystique n'était pas d'origine glandulaire. Le même jugement doit être porté sur une

____

(1) Follin et Duplay, *Traité de path. ext.,* t. V.

observation très-analogue de Velpeau (p. 370), qui crut d'abord à une tumeur solide, et disséqua la poche après l'avoir incisée ; l'auteur n'émet pas d'opinion sur le siége primitif du mal.

Certains kystes paraissent développés à la suite d'une hémorrhagie interstitielle. On conçoit facilement que le sang épanché dans le tissu conjonctif provoque la formation d'un *kyste périgène* à contenu fibrineux, séreux ou sanguinolent, qui siége à la périphérie ou à l'intérieur de la glande. Une jeune fille reçoit un coup sur le sein droit ; une ecchymose apparaît, se dissipe en peu de jours, et laisse après elle une tumeur de petites dimensions, d'où s'échappe longtemps après un liquide roussâtre (*ibid.*, p. 367). Une fille de huit ans, après un accident semblable, remarque une tumeur au-dessous du mamelon ; quatorze ans plus tard, l'incision met au jour une masse noirâtre enkystée : il s'agit d'un hématome (Obs. II). Mais ce sont là des faits rares, et qui peuvent prêter à l'erreur. Velpeau, qui indique les violences extérieures dans l'étiologie des kystes séro-sanguins, et les fait naître volontiers dans le tissu conjonctif, admet d'autre part qu'ils peuvent se développer sans cause apparente, et qu'ils ont souvent pour siége les acini ou les conduits galactophores. Le contenu hématique ne prouve rien, car il est souvent le résultat d'une exhalation sanguine plus ou moins tardive, dans certaines ectasies glandulaires qui n'ont rien à voir avec le traumatisme. Sans doute, un hématome peut se développer ici comme ailleurs, et subir ses transformations ordinaires ; mais il est le plus souvent impossible d'assigner à un kyste mammaire une semblable origine.

Une autre variété rare est le *kyste hydatique*, étudié

récemment par Haussmann (1) et Lauenstein (2). C'est dans le tissu péri-acineux que le parasite se dépose. Je me borne à signaler le fait, auquel je consacrerai un mot dans l'étude des symptômes.

On a quelques exemples de *kystes dermoïdes*. La malade de Gerdy, dont l'observation est rapportée par Velpeau, portait à la partie inféro-externe du sein droit une tumeur molle et fluctuante, grosse comme un œuf de poule. Elle fut ponctionnée, puis enlevée ; la peau n'offrait pas d'altération, mais la glande était creusée d'une loge qui recevait près de la moitié du kyste. Velpeau mentionne deux autres cas, de Lawrence et d'Arnott. Lebert a vu en Allemagne un kyste analogue que lui avait donné Dieffenbach, et sur lequel nous ne possédons aucun détail (3). Un autre enfin, décrit par Albers, contenait des cheveux au milieu d'une masse sébacée (4). Citerai-je maintenant ceux qui se développent dans les follicules de la peau, surtout au voisinage du mamelon? Dans un exemple, dû à Cruveilhier, le kyste pouvait simuler une tumeur de la glande, mais la peau amincie formait une bosselure proéminente, au milieu de laquelle se voyait un point déprimé noir, vestige de l'orifice du follicule malade (5).

Il faut admettre encore des *hygromas sous-mammaires*. Velpeau les mentionne ; Armand Desprès fournit une observation (6). La bourse séreuse de Chassaignac s'était remplie de liquide derrière un énorme fibrome ; la présence du

_____

(1) Haussmann, *Die Parasiten der Brustdrüse.* Berlin, 1874.

(2) Lauenstein, *Ueber der Vorkommen von Echinococcus in der mamma.* Dissert. inaug., Gottingen, 1874.

(3) *Bull. de la Soc. anat.*, 1852, p. 42.

(4) Cornil et Ranvier, *Manuel d'Histol. pathol.*, 1876, p. 1171.

(5) Cruveilhier, *Traité d'Anat. path. gén.*, 1856, t. III, p. 339.

(6) *Bull. de la Soc. anat.*, 1873.

kyste ne fut pas reconnue d'abord, mais elle facilita l'énucléation de la tumeur.

En résumé, l'histoire des kystes indépendants n'a qu'une minime importance. A part quelques faits, leur véritable origine est mal déterminée ; encore moins pourrons-nous les distinguer nettement au lit du malade. J'ai hâte d'aborder l'étude des vraies tumeurs kystiques de la mamelle.

Kystes glandulaires. — Ceux-ci ont leur pathogénie, leur cachet personnel, qu'ils empruntent à l'organe au sein duquel ils apparaissent.

S'il est un fait aujourd'hui bien établi, c'est que leur développement est lié à celui des tumeurs solides, à tel point qu'il est bien rare, dans les observations modernes, de ne pas trouver la mention d'un tissu morbide qui accompagne les cavités closes, et qui en fait une tumeur complexe. Dans la plupart des néoplasmes de la mamelle, on trouve des dilatations, des fentes interstitielles, des lacunes. Est-ce à dire qu'il n'y ait plus de *kystes simples*, où la formation d'une paroi propre et d'un contenu variable constitue la maladie et résume le mouvement pathologique ? Non certes, mais ils deviennent rares, et ne doivent pas être admis sans un examen détaillé. Cherchons d'abord leur pathogénie et leurs caractères anatomiques, avant d'arriver aux *tumeurs kystiques,* objet principal de ce travail.

KYSTES SIMPLES

Parmi les quatre variétés réunies par A. Cooper (1) sous
le nom de *maladie hydatique* de la mamelle, et dans lesquelles on trouve soit une matière fibrineuse, soit des
masses de lymphe coagulable associées aux cavités closes,
il est facile de voir que l'auteur anglais a cru bien à tort
observer des kystes simples, et qu'il a méconnu leurs rapports intimes avec les tumeurs. On peut faire le même reproche à Nélaton et à Velpeau, bien qu'ils aient signalé à
part les cavités qui viennent compliquer l'adénome et le
cancer. Mais, dans l'étude qu'ils font des kystes essentiels,
en prenant pour base de leur classification la forme et le
nombre des vacuoles (uniloculaires, multiloculaires), ou
la nature du contenu (séreux, séro-sanguin, séro-muqueux), ils n'enseignent que peu de chose sur la pathogénie ; d'autre part, en décrivant autour de la paroi des
tissus indurés, hypertrophiés, ils nous fournissent la preuve
qu'ils ont vu plusieurs fois, sans le savoir, des lacunes
surajoutées aux tumeurs. Témoin ces paroles de Nélaton :
« Quand il y a un seul kyste, les parois sont minces ; on
dirait une membrane séreuse véritable, normale. Quand
il y en a plusieurs, le tissu de la mamelle, ou plutôt un
tissu de nouvelle formation leur donne une sorte de
gangue et rend leurs parois épaisses (2). » Il ajoute qu'a-
près l'établissement d'une fistule, ces indurations se développent, et que le chirurgien peut croire à une tumeur

(1) A. Cooper, *OEuvres chirurg.*, trad. Chassaignac et Richelot, 1837.
(2) Nélaton, *Kystes multiples de la mamelle, Gaz. des Hôp.*, 1851,
p. 317.

de mauvaise nature. Aujourd'hui, beaucoup de ces kystes multiloculaires se rangeraient dans l'histoire des néoplasmes qui végètent à l'intérieur des cavités closes.

Cette association pathologique a été commentée par tous les auteurs depuis B. Brodie (1), qui donna le nom de *sarcomes séro-cystiques* à un certain nombre de tumeurs composées. Je laisse de côté, jusqu'à nouvel ordre, cette face de la question.

En France, Lebert décrivait des kystes *clos*, nommés *glandulaires* par le professeur Broca, et formés par l'ectasie des culs-de-sac dont le goulot s'est oblitéré. M. Verneuil, dans une discussion à la Société de chirurgie (1855), met en avant la dilatation des galactophores, et celle des grains glanduleux, qu'ils aient perdu ou conservé leur connexion avec les canaux excréteurs. En Angleterre, Paget, à côté de ses kystes *prolifères*, dont je donnerai plus loin la signification, admet une autre forme, qui est simple ou *stérile*, conserve des dimensions minimes, et siége dans les conduits ou les culs-de-sac ; je passe volontairement quelques détails de son opinion. Birkett, à son tour, pense qu'une malformation du mamelon, ou la pression exercée par une tumeur, peut amener la distension des acini ou des canaux, soit immédiatement sous l'auréole, soit dans la profondeur de la glande ; il propose le nom de *maladie kystique des conduits*. Fœrster décrit des kystes *aciniens*, par ampliation progressive des culs-de-sac, et d'autres *canaliculaires*, dus à l'oblitération d'un conduit par l'hypertrophie conjonctive d'un lobule. Billroth, au contraire, nie absolument les kystes formés par la seule distension des galactophores, et considère

(1) B. Brodie, *Lectures on pathology and surgery*, 1846.

celle-ci comme un épiphénomène dans le développement des néoplasmes.

De ces opinions diverses m'ont paru se dégager deux faits principaux. D'une part, on s'ingénie plus encore à saisir le mode de formation de la cavité accidentelle, qu'à démontrer l'absence d'une tumeur et la simplicité du kyste ; si bien qu'en y regardant de près, le nombre des kystes sans tumeur se réduit beaucoup. D'autre part, on invoque presque toujours une dilatation des acini ou des canaux, sous l'influence d'états morbides qui varient avec les idées personnelles de l'auteur. Au demeurant, les ectasies n'ont pour cause nettement définie que le rétrécissement ou l'oblitération des voies lactifères : ce sont des *kystes par rétention.*

Aujourd'hui, la question est posée dans les termes suivants. Nous ne pouvons plus nous en rapporter aux descriptions de Velpeau, de Cruveilhier (1), de Nélaton (2). Les livres et les journaux contiennent un bon nombre de faits, où le kyste seul a paru digne d'attention. Mais souvent les détails anatomiques font défaut; souvent aussi on mentionne des végétations de la face interne ou des indurations de voisinage, qui nous empêchent de croire à un kyste simple (3). Voici, par exemple, un fait bien intéressant de Cruveilhier : la mamelle avait le volume de la tête d'un enfant nouveau-né, et présentait partout une fluctuation manifeste; on ne pouvait distinguer aucune trace de la glande. La dissection de la tumeur extirpée montre qu'il s'agit d'un kyste hématique; la glande mam-

---

(1) Cruveilhier, *Traité d'Anat. path. genérale,* 1856, t. III, p. 522.

(2) Nélaton, *Éléments de path. chir.,* 1857, t. IV.

(3) Demarquay, *Kystes hémato-cholestériques de la mamelle, Gaz. des hôp.,* 1867, p. 238.

maire paraît avoir complétement disparu, on en reconnaît cependant quelques vestiges à la partie antérieure, entre le kyste et la peau. Et l'auteur se demande si la poche s'est développée dans la mamelle, ou entre elle et le grand pectoral. Mais le kyste est dense, fibreux; sa surface interne est aréolaire, à la manière de la surface interne du cœur, et présente des brides saillantes, aplaties ou arrondies, subdivisées, entrecroisées... Il n'en faut pas plus pour douter d'un kyste simple; et je connais bien des histologistes qui le nieraient hardiment.

Cependant, Lannelongue a décrit les kystes simples (1). Si nous mettons à part les cas douteux ou mal interprétés, il en reste un petit nombre devant lesquels il serait difficile de rester incrédule. Tels sont les kystes séreux étudiés par Birkett (2), les kystes par rétention décrits par Coyne (3), enfin les exemples connus de *galactocèles*.

Nepveu m'a dit avoir vu un kyste simple, à contenu hématique, enlevé par le professeur Verneuil. Deux observations nouvelles, que je dois à l'obligeance de M. Duplay (obs. III et IV), et dont je m'occuperai dans l'étude clinique, semblent démontrer que les kystes sans tumeur ont encore une histoire.

PATHOGÉNIE.

Les cavités accidentelles ont pour siége constant les éléments glandulaires, acini ou galactophores ; on n'a jamais démontré leur origine interstitielle ; au contraire, on a constaté plusieurs fois leur communication avec les

(1) Lannelongue, art. *Mamelle,* du diction. de méd. et de chir. pratiques.

(2) Birkett, *Simple cyst, containing serous fluid, developped in the mammary gland (Lancet,* 1868).

(3) Labbé et Coyne, *Traité des tumeurs bénignes du sein,* 1876.

conduits, en y introduisant une soie de sanglier, en exprimant leur contenu par le mamelon. Quant à leur genèse, je rappellerai seulement l'ancienne idée de Meckel, supposant que dans les mamelles jeunes les acini ont un accroissement plus rapide que les canaux excréteurs (*kystes d'évolution*), et qu'à l'époque où la glande se flétrit, l'atrophie de ces derniers marche plus vite que celle des lobules (*kystes d'involution*). Billroth a développé à son tour cette vue ingénieuse, mais dénuée de preuves. Une seule cause générale paraît amener la distension des cavités glandulaires par les produits sécrétés : c'est un travail pathologique ayant pour siége les conduits ou le tissu qui les environne, capable de les rétrécir, et dont il me reste à déterminer la nature.

Dans une première série de faits, la plus intéressante au lit du malade, l'ectasie acquiert un certain volume, et fournit des symptômes ; elle est le plus souvent isolée.

A vrai dire, son mode de formation peut être insaisissable, et on est réduit à invoquer rationnellement des lésions traumatiques de la mamelle, des gerçures, des inflammations antérieures, causes possibles du rétrécissement. Il en est ainsi des *kystes séreux* ou *hématiques*, dans lesquels on a étudié les caractères anatomiques de la poche, sans pouvoir toucher du doigt la cause de sa formation. Mais cette cause a été quelquefois soumise à un examen scientifique.

Chez deux malades du professeur Verneuil, citées par Rogeau (1), et dont l'une figure à la fin de ce travail (obs. V), on a vu de petites masses pédiculées naître dans

(1) Rogeau, *Sur une variété spéciale de kystes par rétention de la glande mammaire*, Thèse de Paris, 1874.

la paroi des galactophores et proéminer dans leur cavité.
Cette *végétation endo-canaliculaire* présente un petit
volume et un pédicule assez mince. L'examen anatomique
fait par Nepveu montre un conduit dilaté en ampoule
en arrière du point obstrué; la cause du rétrécissement
est considérée comme un épithéliome intra-canaliculaire à
la période de début. Mais, dans l'opinion de Coyne, il
s'agit plutôt d'une « végétation papillaire profondément
ramifiée, dans laquelle les espaces inter-papillaires simulent
de faux culs-de-sac glandulaires, et donnent naissance à
une apparence de cylindres épithéliaux »; et, bien qu'on
ne puisse rien affirmer quant à son évolution ultérieure,
il semble qu'elle soit destinée à rester toujours petite, et
que, développée en général sous l'influence d'un traumatisme, elle représente une lésion toute locale, aussi bien
que la cause qui l'a produite. Quoi qu'il en soit, elle n'a
d'autre valeur, dans les faits observés, que celle d'un
rétrécissement du conduit galactophore, et l'ectasie qu'elle
amène est bien un kyste simple. On aurait tort de la confondre avec ces végétations massives, exubérantes, qui
font saillie à l'intérieur de certains kystes, et que j'étu-
dierai plus loin. Ces deux ordres de faits dissemblables
sont malheureusement rapprochés dans la thèse de
Rogeau.

Les *kystes laiteux* ou *galactocèles*, rareté pathologique,
naissent au moment du sevrage, ou pendant l'allaitement,
quelquefois pendant la grossesse, en tous cas chez des
femmes antérieurement fécondées. La condition nécessaire pour que le liquide s'accumule est ici encore une
oblitération, à laquelle président les causes traumatiques
et les inflammations, notées dans la plupart des cas. On a
vu quelquefois la pression faire couler du liquide par le

mamelon, preuve que la voie lactifère était seulement
rétrécie. Rarement un vrai galactocèle se forme en dehors
des conditions où le fonctionnement de la glande est exagéré ; cependant, Velpeau en cite un exemple chez un
homme de 75 ans, et d'autre part, certains kystes sur-
ajoutés aux tumeurs nous offriront un contenu laiteux.

Dans une autre série de faits, on trouve la mamelle
parsemée de petits kystes plus ou moins nombreux, dis-
tants ou conglomérés, dont la cause, avec quelques variétés, revient toujours à une atrésie des voies d'excrétion, et
qui offrent ce double caractère de ne pas trahir leur présence au dehors, et d'être en général décrits d'une manière
obscure.

Ainsi, dans les mamelles des vieilles femmes, on en
rencontre assez souvent, qui siégent vers la partie postérieure ou à la périphérie de la glande. Ils ne donnent lieu
à aucun symptôme, et sont, au dire de Coyne, « de véritables trouvailles d'amphithéâtre ». Développés en dehors
de la période où se fait la sécrétion lactée, ils semblent
résulter d'une atrophie glandulaire qui efface les conduits
et permet l'accumulation et la régression des produits
sécrétés ; on pourrait en faire des kystes d'involution.

Ailleurs, c'est un *état scléreux* du tissu conjonctif qui
aboutit au même résultat : oblitération des conduits excréteurs et dilatation kystique des acini. Dois-je ici mentionner
cette espèce ? On en voit peu d'exemples ; Coyne en donne
une observation détaillée. Il s'agit d'une hyperplasie diffuse, d'origine variable, indéterminée, suivie d'une rétraction comme cicatricielle qui étouffe les canalicules et produit des ectasies multiples et peu volumineuses. Des formes
analogues ont été rencontrées dans l'hypertrophie générale

de la mamelle (1), dans certains fibromes diffus en voie d'atrophie cirrhotique étudiés par Virchow (2), et dont l'observation de Coyne peut être à bon droit rapprochée. Mais n'y a-t-il pas tumeur en pareil cas, et pouvons-nous parler de kystes simples? Quelles que soient les relations de l'état scléreux et cicatriciel dont je parle avec les hyperplasies diffuses rangées parmi les tumeurs du sein, il me semble que ces faits n'ont qu'une analogie fort douteuse avec ceux qui devront plus tard m'occuper. J'ai voulu signaler ici une variété de kystes par rétention dont la cause est dans le tissu conjonctif, mais qui peut se rencontrer dans des mamelles peu volumineuses ou même atrophiées, qui par suite n'est pas liée au développement d'un néoplasme végétant, et répond encore à certaines variétés stériles de Paget.

Il y a enfin des kystes, voisins des précédents, qui ne sont pas aciniens, mais canaliculaires, et semblent dus à des rétrécissements multiples des conduits galactophores. J'en citerai plus loin quelques exemples.

CARACTÈRES ANATOMIQUES.

Kystes séreux et hématiques. — Dans les kystes par rétention, dus à la présence d'une végétation papillaire, ou à quelque rétrécissement de nature indéterminée, la *poche* est formée aux dépens d'un canal plus ou moins volumineux, dont la dilatation commence naturellement en arrière de l'obstacle ; de façon qu'il peut y avoir un *kyste sous-aréolaire*, suivant l'expression de Birkett, ou un kyste

(1) Labarraque, *Études sur l'hypertrophie générale de la glande mammaire*, thèse de Paris, 1875.

(2) Virchow, *Pathologie des Tumeurs*, t. I, p. 325.

périphérique, profond, étendu plus ou moins vers la racine des conduits galactophores. L'ectasie a un siége variable; elle est unique le plus souvent; Birkett en a signalé plusieurs dans la même glande. Elle est de petit volume à son début, et ne dépasse guère les dimensions d'une grosse noix, si l'obstruction est temporaire, incomplète, et si la poussée du liquide en triomphe de temps à autre, comme on l'a vu dans plusieurs faits (*kystes intermittents*). Si, au contraire, la cause est fixe et permanente, le kyste peut acquérir des proportions considérables (obs. IV).

La forme est globuleuse ou ovoïde; il peut arriver que la tumeur présente une grosse extrémité dirigée vers la circonférence de la mamelle, et une pointe effilée tournée vers la base du mamelon. Pendant sa période de développement, la poche est multilobée, car la distension des acini s'ajoute à celle du conduit principal; des cloisons incomplètes font saillie à sa face interne, et la divisent en plusieurs loges secondaires, qui s'effacent progressivement et finissent par se fusionner plus ou moins avec la cavité principale.

La paroi est mince, et munie d'un revêtement épithélial à cellules cubiques disposées sur une seule couche. La face interne est lisse et brillante comme une synoviale, la face externe adhérente au tissu glandulaire, quelquefois nettement isolable. Plus tard, l'épithélium disparaît à la suite d'irritations fréquentes; il arrive que des couches fibrineuses se déposent à l'intérieur, et que la paroi même s'épaissit, devient scléreuse, et peut-être même calcifiée (Velpeau). La tumeur n'adhère intimement ni au tissu cellulo-graisseux, ni à la peau, à moins d'une distension excessive et d'inflammations répétées.

Le *contenu* varie à l'infini. Birkett le trouve séreux,

jaunàtre, blanc grisàtre ou légèrement rosé, ne se coagu-
lant ni par la chaleur ni par l'acide nitrique. L'albumine,
au contraire, peut y être en abondance. Limpide, opales-
cent, filant comme de la synovie, analogue à du colostrum,
on y trouve souvent du sang presque pur ou profondément
modifié : tels sont les kystes *hématiques* ou *séro-sanguins.*
A côté de ces derniers, Velpeau en a signalé d'autres qu'il
nomme *séro-muqueux,* à contenu roussâtre, oléagineux,
de consistance crémeuse. Les éléments figurés sont des
cellules épithéliales, des leucocytes, des corpuscules de
Glüge, des globules du sang et des globules du lait, quelquefois enfin de petites lamelles quadrangulaires de cholestérine, vestiges d'une série de transformations régres-
sives (1).

Kyste laiteux ou galactocèle. — Quand un kyste par
rétention se développe pendant la période d'allaitement,
et surtout au moment du sevrage, la nature de son contenu,
certains détails de sa constitution lui donnent une physionomie spéciale (2). La poche est en général fermée du
côté de l'extérieur, mais elle offre plusieurs trous, assez
dilatés pour admettre une soie de sanglier ou même un
stylet, et qui la font communiquer avec des acini mammaires dilatés, versant du lait dans la cavité principale.
Sa face interne est lisse, quelquefois ulcérée par places.
La paroi englobe un certain nombre de lobules, qui
rendent sa surface extérieure inégale au toucher; leurs
conduits, obliques dans l'épaisseur de cette paroi, et
remplis de lait, se dessinent sous la forme de petits traits

(1) Erichsen, *Medicinal Times and Gazette,* 6 mai 1875, p. 252.
(2) A. Forget, *Consid. pratiques sur le galactocèle mammaire (Bull. de
thérapeut.,* nov. 1844).

blanchâtres. Ainsi, la poche n'est pas close à proprement parler, puisqu'elle donne accès dans de nombreuses cavités conservant la structure et les propriétés du tissu glandulaire. Le galactocèle, aux yeux du professeur Broca, est toujours un kyste en voie de formation, car, d'après les faits connus, la dilatation n'atteint pas les culs-de-sac terminaux; même dans l'observation célèbre de Volpi et Scarpa, le tissu glandulaire n'était pas entièrement déplissé par l'accumulation énorme du liquide.

Le galactocèle apparaît promptement, et peut acquérir, grâce à l'activité de la sécrétion, un volume qui varie depuis celui d'un œuf de poule jusqu'aux dimensions colossales signalées dans l'observation de Scarpa. Ici, la tumeur avait une contenance de 10 litres. On observe le plus souvent un seul kyste; une ou deux poches plus petites, et indépendantes, peuvent exister à côté de la dilatation principale.

Le contenu est du lait, ce qui n'a rien d'étonnant dans les conditions où la tumeur apparaît d'ordinaire; mais, chose curieuse, Bouchacourt (1) a vu un énorme kyste mammaire renfermer du lait parfaitement pur chez une femme de cinquante et un ans, vingt-quatre ans après le dernier accouchement. A la suite de ponctions successives, le liquide se reproduisait avec ses caractères naturels. D'autres fois, le contenu des galactocèles se modifie, devient en partie séreux, ou prend la forme d'une crème épaisse. Il est admis généralement que le contenu *butyreux* de certains kystes (2), nommés par Velpeau *galactocèles*

(1) Bouchacourt, *Du galactocèle et de son traitement,* Gaz. méd. de Lyon, 1857.

(2) Puech, *Des tumeurs butyreuses du sein,* Moniteur des sciences méd., 1860.

solides, vient d'une semblable transformation ; mais on conçoit également bien que, placée dans des conditions de nutrition anormales, la glande produise, au lieu de lait, des amas épithéliaux et graisseux, qui forment d'emblée des tumeurs concrètes.

Je signalerai encore l'opinion hasardée de Virchow, qui pense que la plupart des kystes sanguins ont pour origine un galactocèle, et d'autre part, la possibilité d'une transformation calcaire de la matière butyreuse, au point de former une véritable *pierre de la mamelle.*

Bien différents sont les kystes qu'on observe dans les mamelles à la période de retour. Ils siégent, comme je l'ai dit, vers la face postérieure de la glande ou à sa périphérie, et ne dépassent guère le volume d'un pois. On trouve autour de la cavité une couche conjonctive plus ou moins épaisse, à la face interne un épithélium cubique. Leur contenu est muqueux, blanc jaunâtre ou verdâtre, avec des granulations graisseuses et quelquefois de l'hématine. Billroth a décrit sur leur paroi de petites végétations vasculaires.

Je représente ici, d'après Coyne, les ectasies produites par l'état scléreux du tissu conjonctif. Elles portent sur les acini et les plus fins canaux. On les trouve disséminées dans tous les lobes. Les unes, microscopiques, sont formées par la dilatation d'un acinus et de la portion voisine de son conduit excréteur; autour d'elles, l'hyperplasie conjonctive est à peine marquée. Les autres, plus grandes et bien formées, ont au contraire des parois notablement épaisses. Aux poches qui ont acquis un certain volume s'ajoutent des dilatations accessoires séparées par des cloisons fibreuses, et dont l'embouchure dans la cavité principale s'élargit progressivement. Le contenu des ectasies commençantes est blanc, opaque et analogue à du lait ; à l'examen des pièces durcies, on y trouve un magma albumino-caséeux. Celui des kystes plus avancés est laiteux et fluide, et contient des cellules épithéliales desquamées, granulo-graisseuses, et des corpuscules de Glüge.

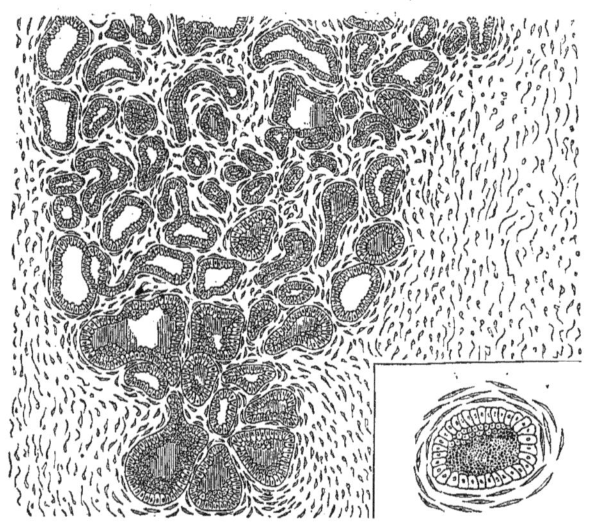

Fig. 1. — Kystes par rétention dus à l'état scléreux du tissu conjonctif. — A droite de la figure, un grossissement plus fort montre le magma intérieur (1).

« J'ai enlevé il y a deux ans, m'écrit Ch. Monod, une mamelle contenant, dans une masse dure, de petits kystes qui m'ont semblé répondre à la variété décrite par Coyne

(1) Cette figure et une partie des suivantes sont empruntées à l'ouvrage de Labbé et Coyne. Je remercie M. G. Masson de l'obligeance avec laquelle il a mis ces clichés à ma disposition.

comme succédant à l'état scléreux du tissu conjonctif. Il
n'y a pas eu récidive. L'autre sein contient une masse
analogue ; je me garde bien d'y toucher. »

Mentionnons enfin les variétés qui siégent dans les canaux excréteurs d'un certain volume. Virchow en a observé
dans des mamelles de femmes âgées. Ils ne prennent pas,
dit-il, un grand développement, et sont dus à des rétrécissements multiples des conduits galactophores, autour desquels le parenchyme s'atrophie progressivement, au point
que les kystes finissent par devenir sous-cutanés. Un
exemple analogue a été vu par M. Verneuil chez une
malade de Denonvilliers (thèse de Rogeau, p. 22). On
trouvait dans le sein une foule de petits kystes, qui furent
attribués à des rétrécissements multiples des conduits
galactophores ; ils communiquaient entre eux par un trajet
fort étroit, permettant l'introduction d'un stylet. Velpeau
nous donne aussi une observation de kystes en grappe,
trouvés chez une femme de cinquante ans qui mourut
dans son service d'une affection étrangère, et dont la mamelle, injectée par Jarjavay, offrait une série de renfle-
ments des conduits lactés, variant depuis le volume d'une
tête d'épingle jusqu'à celui d'une noisette ou d'une
amande.

J'aurais pu trouver çà et là d'autres faits analogues.
Mais je n'ai pas longtemps persisté dans leur recherche,
car ils sont bien rares et n'ont pas d'existence clinique.
Seulement constatés après l'opération ou la mort, ils n'a-
vaient pour nous qu'un intérêt limité.

Citons, à titre de curiosité, les kystes mammaires *chez
l'homme*. On trouve dans la thèse d'Horteloup (1) un

(1) Horteloup, *Des tumeurs du sein chez l'homme*, thèse d'agrég., 1872.

nombre insignifiant de kystes séreux, sanguins, sébacés ou laiteux, et de plus une tumeur kystique venue d'Allemagne, rapprochée des fibromes par l'auteur, et dont voici les caractères : « Tumeur grosse comme un œuf de pigeon. Sur la périphérie d'une section de la glande, on trouvait, au milieu d'une couche fibreuse, des vésicules nombreuses sans communications entre elles, grosses comme une tête d'épingle, pleines d'une liqueur claire comme de l'eau et aussi de petits amas de matières grasses. Les kystes avaient un épithélium, leurs parois étaient formées de couches concentriques se confondant avec le stroma. Au-dessous du mamelon, les conduits lactifères apparaissaient sous forme de fils blanchâtres, à divisions dichotomiques possédant une paroi et un épithélium ; en aucun point ces conduits ne communiquaient avec les vésicules. On ne trouvait nulle part une terminaison nette. » Faut-il assimiler ces petits kystes à ceux que j'ai signalés en dernier lieu dans la mamelle de la femme? Mais il serait puéril d'insister davantage sur les tumeurs du sein chez l'homme ; leur étude ne peut nous fournir aucun renseignement valable sur les points déjà traités, ni sur les questions qui nous attendent.

TUMEURS KYSTIQUES

Tout ce que j'ai dit tend à prouver que les dilatations kystiques sont le plus souvent surajoutées à des tissus morbides. En effet, toutes les tumeurs du sein peuvent contenir des kystes, petits ou grands, et les tumeurs non cancéreuses en sont très-généralement pourvues. Mais je n'ai pas à refaire ici l'histoire générale des néoplasmes dont la glande mammaire peut être envahie.

J'ai à décrire deux variétés d'importance très-inégale. Certains kystes, en effet, ont ici une physionomie propre ; ils sont vraiment glandulaires comme les tumeurs qu'ils accompagnent ; ils sont associés à des tissus. morbides variés, mais en général circonscrits, limités par une capsule fibreuse, répondant aux anciennes descriptions de l'adénoïde, et doués d'une bénignité qui malheureusement n'a rien d'absolu, comme nous le verrons dans l'étude clinique. Telles sont, pour nous, les vraies tumeurs kystiques de la mamelle.

Il est d'autres cavités qu'on voit généralement dans les tumeurs diffuses, quelquefois dans les formes bien limitées, et qui sont le résultat d'un travail régressif, d'une dégénérescence granulo-graisseuse souvent observée au sein des tissus nouveaux. Cette seconde espèce est un caractère du néoplasme en général, et non de la tumeur du sein. On peut appeler kystique une tumeur qui la présente, mais ce n'est pas là le point essentiel de mon sujet.

Comme ces diverses formations pathologiques ont été l'objet de contestations nombreuses, je crois utile d'exposer d'abord les faits, d'analyser *ce qu'on trouve* dans les investigations anatomiques. Je chercherai ensuite *comment se forment* les altérations, et je discuterai la pathogénie.

CARACTÈRES ANATOMIQUES

Les tumeurs plus ou moins bénignes auxquelles sont associés les *kystes glandulaires*, seront étudiées en détail ; mais je n'aurai qu'un mot à dire des tumeurs plus ou moins malignes au sein desquelles on trouve les *kystes régressifs*.

Kystes glandulaires.

Les tumeurs kystiques de la mamelle se développent volontiers dans le segment externe de la glande. Elles occupent la surface ou la profondeur; mais, quel que soit leur point de départ, il en est qui tendent à s'isoler de la mamelle (1), à tel point qu'on pourrait méconnaître leur véritable origine, si MM. Broca et Verneuil n'avaient depuis longtemps démontré qu'une dissection attentive révèle en général l'existence d'un pédicule volumineux ou ténu, atrophié, qui les relie au tissu glandulaire. Souvent aussi elles font corps avec la mamelle, et leur siége ne peut prêter à l'erreur.

Constituées au début par une nodosité insignifiante, elles acquièrent des dimensions modérées ou colossales. Pour montrer jusqu'où peut aller leur volume, je donnerai plus loin la figure d'une énorme tumeur décrite par le docteur Gherini (2), et qui porte le titre : *adéno-cysto fibrome.* On y trouvait deux cavités capables de loger une tête de fœtus à terme, et plusieurs autres moins vastes, dont les parois irrégulières étaient sillonnées par des trabécules à surface lisse. Dans la plus grande, faisaient saillie les divers lobes de la tumeur, ce qui répond entièrement à la description que je vais donner.

Les variations de volume sont le plus souvent en rapport avec la nature du tissu morbide, et avec l'importance relative des dilatations kystiques. Tels sont, en effet, les deux termes de la question que j'étudie : *les kystes* et *la tumeur* devront m'occuper tour à tour.

(1) Ollier, *De l'origine glandulaire des tumeurs adénoïdes du sein, de leur migration.* (*Gaz. méd. de Lyon,* 1855.)

(2) Gherini, *Casi di neoformazioni delle mammelle* (*Annali universali di medicina e chirurgia,* febbrajo 1878).

Les kystes. — Leur présence est un fait général dans l'histoire des tumeurs non cancéreuses. Quand ils en sont encore à leurs premiers stades, on a cliniquement affaire à une tumeur solide; mais force nous est bien, dans l'exposé anatomique, de les montrer à leurs différents degrés.

Leur nombre et leurs dimensions varient beaucoup. Plusieurs sont petits et globuleux; ils constituent parfois des masses alvéolaires semblables à un rayon de miel, et dont les nombreuses cavités sont séparées par des cloisons fibreuses. On leur trouve une paroi propre, et un épithélium cubique disposé en couche simple, en tout semblable à celui des culs-de-sac glandulaires, ou bien en voie d'altération et devenant plus ou moins cylindrique.

Ces cavités peuvent acquérir un grand volume en conservant la forme arrondie; mais à côté d'elles il y en a d'autres qui, à leur début ou tout au moins dans leur jeunesse, ne sont que des fentes interstitielles disséminées dans l'épaisseur du néoplasme, et donnant l'apparence de canalicules dilatés. Puis les fentes grandissent et s'allongent, et constituent des lacunes aplaties, ramifiées, irrégulières, parcourant la masse morbide ou étalées à sa périphérie, grandissant quelquefois sans se dilater en forme de poches. Leurs parois sont revêtues d'un épithélium cubique ou cylindrique. Leur forme bizarre est un caractère essentiel, intimement lié à leur développement, et leur a valu le nom de *kystes lacunaires.*

Certaines cavités s'élargissent progressivement par la sécrétion du liquide, et forment les grands kystes, à siége variable, mais qui deviennent surtout volumineux lorsqu'ils occupent la périphérie et la partie antérieure du néoplasme, quelquefois développés à la face profonde et refoulant la tumeur en avant; on en voit qui logeraient une orange ou un poing d'adulte. Ils peuvent contenir un litre de liquide, comme dans un cas du professeur Gosselin (Obs. IX). Ils sont, comme la tumeur elle-même, facilement séparables des parties saines.

Les fentes et les lacunes renferment à peine un peu de liquide épais et muqueux; dans les kystes plus développés, ovoïdes, on trouve un contenu fluide ou visqueux, analogue à la synovie, parfois même colloïde; il est de coloration variable, transparent, gris verdâtre, brun foncé, plus ou moins sanguinolent. La poche est quelquefois très-mince et violacée. En résumé, aux tumeurs de la mamelle s'ajoutent fréquemment des *kystes hématiques,* et l'exhalation du sang a pour raison la constitution même des végétations qui proéminent dans leur intérieur, et sur lesquelles j'insisterai, car c'est là un trait saillant de leur histoire. Mais auparavant, je veux en finir avec le contenu.

On ne peut nier que souvent il se rapproche du lait ou du colostrum, ainsi que Lebert l'avait déjà remarqué. Tantôt c'est une matière blanche et crémeuse, composée de globules de lait, de fines granulations, de cristaux de cholestérine; tantôt la consistance est épaisse, butyreuse, et l'analyse y démontre la composition du beurre (1). Un liquide franchement laiteux est cependant une rareté dans les grands kystes; l'obs. VI en est un bel exemple. Velpeau a rapporté un fait intéressant de galactocèle à consistance butyreuse, associé à une tumeur qu'il appelle encéphaloïde, mais qui certainement n'était pas un carcinome, car on ne trouve pas de vrais kystes glandulaires dans la tumeur maligne.

(1) Ch. Robin, *Leçons sur les humeurs normales et morbides du corps humain,* 1874.

Étudions maintenant les *végétations*. Dans les fentes les plus jeunes, on trouve çà et là de petites masses arrondies, appartenant au tissu interstitiel, et qui tendent à les déformer. Quand les ectasies conservent, en grandissant, la forme lacunaire, leurs parois sont tapissées de saillies irrégulières, qui ressemblent aux colonnes charnues du cœur. Mais dans les kystes plus grands, on trouve de véritables masses polypeuses, séparant les cavités en plusieurs loges secondaires, implantées sur la face interne par un pédicule étroit et arrondi, d'autres fois épais ou lamelleux. Quelques-unes, moins développées, demeurent sessiles et aplaties. Ailleurs, elles sont mamelonnées, ressemblent à de gros bourgeons remplissant la majeure partie du kyste, ou bien se compriment entre elles et prennent une apparence foliacée. Il semble que le tissu voisin ait soulevé la paroi pour s'en coiffer. Comme, d'autre part, des bosselures latérales s'ajoutent à cette paroi dans les points faibles, il en résulte les formes kystiques les plus variées, les plus inattendues. Plusieurs cavités de ce genre peuvent exister dans la même tumeur, communiquant par de fins pertuis, ou entièrement séparées.

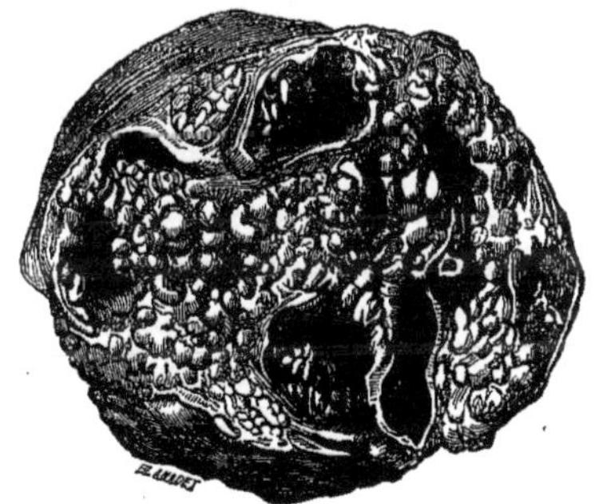

Fig. 2. — Végétations intra-kystiques (Follin et Duplay).

Le bord libre des végétations est revêtu d'épithélium cubique ou cylindrique. Leur couche superficielle peut devenir le siége d'une vascularisation abondante, surtout quand le tissu voisin est myxomateux. Alors l'épithélium se desquame à leur sommet, et ne persiste que dans les dépressions anfractueuses qui les séparent et leur donnent plus ou moins l'aspect d'un amas de circonvolutions cérébrales. Leurs vaisseaux présentent des parois embryonnaires et des dilatations caverneuses ; avec cette altération télangiectasique, une hémorrhagie peut se produire à l'intérieur du kyste, et doubler son volume en quelques jours.

La tumeur. — Quelle que soit l'interprétation qu'on en donne, fibrome, sarcome ou adénoïde, son importance est extrême ; c'est elle qui, pour ainsi dire, imprime à la maladie sa direction clinique.

Examinée à l'œil nu, on la trouve arrondie, ovoïde et d'apparence lobulée. Dans les formes lentes et bénignes, elle est grosse comme une noix, ou dépasse à peine le volume d'une petite pomme, si on laisse de côté la place occupée par les kystes. La section est de couleur blanc rosé, avec des tractus conjonctifs entrecroisés, d'un brillant aponévrotique, séparant les lobules, et d'autant plus denses que la tumeur est plus ancienne. Elle est entourée d'une capsule fibreuse, dépendance de son propre tissu, moulée sur ses bosselures, séparée des tissus ambiants par une atmosphère celluleuse qui permet l'énucléation, et reliée à la glande, comme je l'ai dit, par une large base ou un mince pédicule. Elle est enfin sillonnée par des fentes et des lacunes, et pousse dans les ectasies volumineuses des végétations polypiformes plus ou moins découpées, telles que je les ai décrites.

Dans des formes plus graves, récidivantes, mais d'une malignité le plus souvent locale, la tumeur est encore limitée par une capsule et présente une apparence lobulée ; mais elle peut acquérir des dimensions énormes, aplatir et refouler, en dedans ou en avant, les restes de la glande. C'est alors surtout qu'on voit le tissu morbide, plus mou, plus humide, blanc grisâtre, inégalement vasculaire, faire saillie dans l'intérieur des kystes et des lacunes de grandes dimensions, sous la forme de masses arrondies, sessiles ou pédiculées, exubérantes. Il arrive aussi que le néoplasme végète à la circonférence, rompt sa capsule fibreuse et, de circonscrit, devient diffus et envahissant. Nous retrouverons ce caractère en étudiant les symptômes.

Plus rarement, la tumeur est constituée par une masse gélatiniforme, tremblotante, sillonnée de vaisseaux très-visibles. Elle est lobulaire ou diffuse, et, dans ce dernier cas, peut acquérir un grand volume. Le tissu morbide ne fait que des saillies étalées, peu végétantes, à l'intérieur des lacunes ; il offre, en certains points, de petites hémorrhagies interstitielles et des îlots d'altération granulo-graisseuse.

Mais l'apparence extérieure ne nous suffit pas ; il faut pénétrer plus avant par l'examen histologique. Ici, nous trouvons des altérations portant sur le stroma conjonctif et sur les éléments glandulaires.

a. *Altérations du stroma conjonctif*. — Le tissu péri-acineux a pris un grand développement. Dans les tumeurs limitées et très-denses, on trouve des faisceaux fibrillaires en grande majorité, surtout si la formation est

ancienne, et, si elle est jeune, une certaine proportion
d'éléments embryonnaires. Les vaisseaux sont volumineux
dans le premier cas, rétrécis et plus rares dans le second ;
la vascularité paraît donc en raison inverse de l'âge. Elle
est parfois très-développée dans les couches périphériques
des végétations, où prédominent en même temps les
éléments cellulaires. Il s'agit, en somme, d'un véritable
tissu fibreux, çà et là en pleine activité de formation, mais
adulte en majeure partie, et pouvant même offrir quelques points calcifiés.

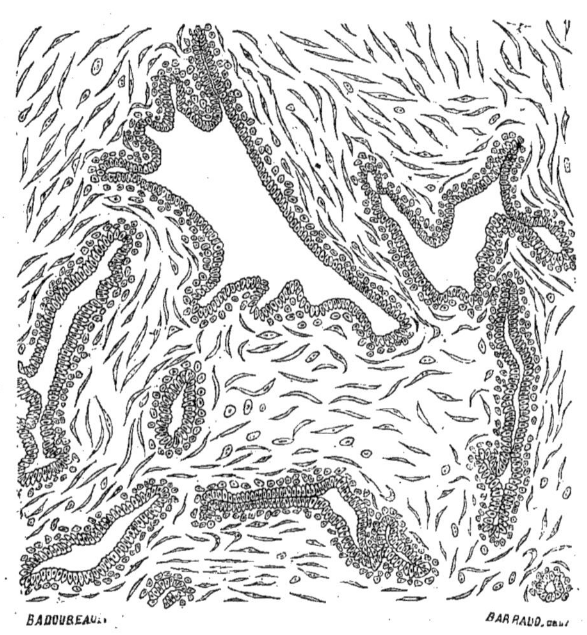

Fig. 3. — Éléments jeunes et arrondis dans le voisinage des espaces lacunaires
(Labbé et Coyne).

Quand la masse morbide est plus molle, rougeâtre et vasculaire en certains points, largement végétante, la substance fibrillaire a plus ou moins disparu, le tissu embryonnaire a tout envahi; on ne voit que cellules rondes, ovalaires ou fusiformes, c'est-à-dire les éléments ordinaires du sarcome. Les cellules fusiformes sont en général prédominantes, comme dans le *sarcome fasciculé*. Peut-être les variétés où abondent les petits éléments ronds du *sarcome encéphaloïde*, sont-elles plus malignes, plus envahissantes, mais on ne connaît au juste ni leur fréquence relative, ni leurs qualités particulières. Les parois des vaisseaux sont elles-mêmes formées par des couches d'éléments fibro-plastiques, leur cavité se dilate et devient caverneuse. On trouve çà et là des points hémorrhagiques et de petits foyers d'altération granulo-graisseuse, pouvant aller quelquefois jusqu'à la désintégration et à la production d'un kyste régressif.

Enfin, dans les cas où le tissu est gélatineux, tremblotant, le stroma est remplacé par du myxome pur, avec son réseau vasculaire, ses cellules anastomosées, sa matière grenue et colloïde. Il est bien rare que ce tissu existe seul; mais il est fréquent, au contraire, de voir certaines parties des masses fibreuses ou embryonnaires que je viens de signaler, subir l'altération muqueuse. Il est fréquent aussi de les voir se combiner entre elles; c'est ainsi qu'un noyau dense et depuis longtemps stationnaire, est quelquefois le point de départ d'une formation sarcomateuse abondante qui change la physionomie du mal.

En résumé, la tumeur associée aux kystes lacunaires est, en grande partie, composée d'une trame fibreuse adulte, embryonnaire ou muqueuse. Mais je ne l'appelle pas un *fibrome*, un *sarcome* ou un *myxome*, de peur d'anticiper sur la discussion des théories, et parce que l'altération glandulaire intervient pour compliquer la question.

b. *Altérations des éléments glandulaires.* — Celles-ci ont prêté à des interprétations fort diverses. M. Broca (1) décrit certaines modifications de la membrane limitante, ordinairement plus fragile, et de l'épithélium, dont les cellules grandissent et deviennent granuleuses. Mais il insiste avant tout sur l'hypertrophie avec néoformation. D'une part, les acini augmentent de volume; d'autre part, ils se multiplient par bourgeonnement latéral et forment ainsi des tumeurs où il y a prédominance des culs-de-sac sur le tissu fibreux.

Cadiat, dont j'analyserai plus loin les travaux, admet avec le professeur Robin la genèse de nouveaux acini, présentant des formes très-irrégulières et des dimensions variables. Les cellules en rapport avec la paroi sont petites, munies d'un seul noyau et polyédriques. Celles qui les recouvrent sont de plus en plus volumineuses à mesure qu'on se rapproche du centre de la cavité. Les plus superficielles ont perdu leurs noyaux, et leur contenu est devenu transparent. Un fait remarquable, et sur lequel j'aurai à revenir, c'est la disposition des conduits galactophores au voisinage des nouveaux culs-de-sac; ils sont atrophiés en général et revenus sur eux-mêmes.

A la vérité, le professeur Broca décrit des tumeurs où les éléments grandulaires se désintéressent du mouvement pathologique, et où le stroma conjonctif entre seul en activité. Or, dans l'opinion de beaucoup d'auteurs modernes, cette indifférence primitive du tissu propre est la règle générale. Au milieu des faisceaux fibreux hyperplasiés,

(1) Broca, *Traité des tumeurs.* t. II. — Art. ADÉNOME, du *Dict. encyclop. des sciences médicales.*

les culs-de-sac paraissent écartés les uns des autres; l'ensemble du lobule est hypertrophié, sans qu'on puisse dire
que le nombre des organes sécréteurs est plus grand qu'à
l'état normal. Ils sont déformés, dilatés en divers sens,
comme tiraillés par une action mécanique; l'épithélium
est normal ou altéré, mais l'hypergenèse est contestable.
D'autre part, certaines végétations très-découpées offrent
des incisures, des dépressions interfoliacées, tapissées du
même épithélium qui revêt la face interne des lacunes, et
simulant ainsi des culs-de-sac nés dans l'épaisseur des
saillies intrà-kystiques. Cette apparence est trompeuse et
ne suffit pas à démontrer une néoformation glandulaire.

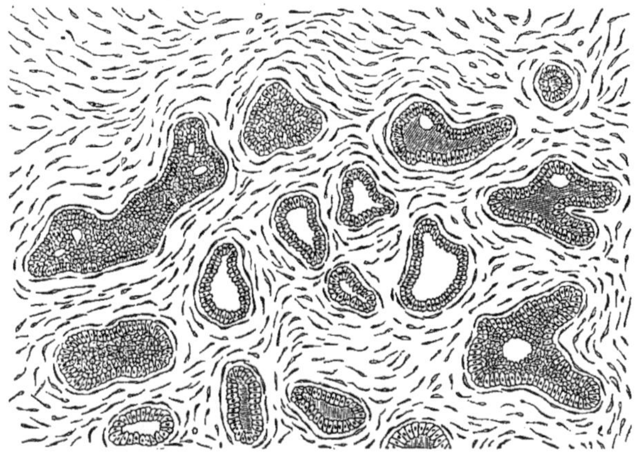

Fig. 4. — Agrandissement et déformation des éléments glandulaires, écartés par le tissu
interstitiel devenu sarcomateux (Labbé et Coyne).

Les masses sarcomateuses exubérantes et rapidement
développées sont, par endroits, dépourvues d'acini;
le stroma semble végéter pour son compte, hors de

la zone d'activité nutritive des culs-de-sac. Mais dans d'autres parties, ces derniers apparaissent très-dilatés, irréguliers, tapissés d'un épithélium qui donne des signes d'irritation manifeste. Il prolifère et se dispose en double rangée; les cellules s'altèrent, grandissent d'abord, se desquament et font dans l'intérieur un magma granulo-graisseux. Tantôt la membrane limitante est envahie, remplacée par des éléments fibro-plastiques, disposés en couches concentriques au revêtement épithélial; tantôt les cellules fusiformes viennent s'implanter perpendiculaire-ment sur sa face externe, comme des aiguilles sur une pelote. Ici encore, les acini sont agrandis et déformés: mais sont-ils devenus plus nombreux? Souvent, on les retrouve difficilement au milieu d'une hyperplasie intersti-tielle abondante. Ajoutons qu'il n'y en a plus trace dans

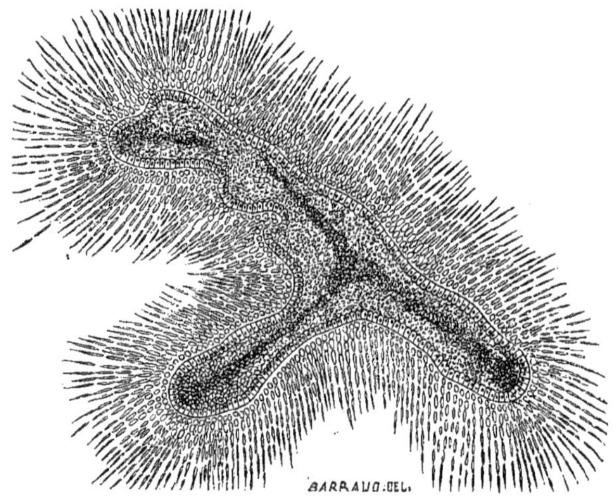

FIG. 5. — Disposition radiée des cellules fusiformes autour des acini. Prolifération épithéliale
(Labbé et Coyne).

certaines tumeurs récidivées (1). Ainsi, à ne considérer que les faits, nous voyons en présence deux opinions radicalement opposées. Nous les retrouverons, bien entendu, dans l'exposé des théories.

J'ai laissé de côté volontairement les relations qui unissent les déformations des culs-de-sac aux fentes lacunaires, aux kystes petits et grands ; j'y reviendrai. Ce que j'ai voulu montrer jusqu'ici, c'est l'aspect nouveau que prennent les acini à côté du stroma, sans préjuger la valeur de ces altérations. Il y a, au demeurant, dans les tumeurs kystiques de la mamelle, un élément glandulaire dont on ne peut nier l'importance ; mais je ne dis pas qu'il s'agisse d'un *adénome*.

Kystes régressifs.

Les kystes régressifs sont plongés comme au hasard au sein d'une tumeur diffuse, et ne sont vraiment plus des kystes glandulaires.

J'ai signalé déjà la désintégration qui peut survenir en certains points des masses sarcomateuses. Un pareil travail s'accomplit volontiers dans la plupart des néoplasmes, quelquefois dans le squirrhe, mais surtout dans les tissus mous, riches en cellules, et dont l'organisation fibreuse est peu avancée ; aussi le voit-on souvent dans les cancers encéphaloïdes. Je ne rappellerai pas les caractères classiques de ces derniers, si différents des vraies tumeurs kystiques, leur adhérence aux parties voisines qu'ils envahissent de proche en proche, sans jamais s'entourer d'une enveloppe conjonctive, le tissu d'alvéoles et de cel-

(1) Cornil et Ranvier, *Manuel d'Histologie pathologique.*

lules qui, loin d'englober des éléments glandulaires recon-
naissables, s'est partout substitué aux lobules. Il n'y a
plus d'acini pour former des dilatations lacunaires ou
kystiques; mais dans le stroma nouveau se creusent des
cavités irrégulières, véritables foyers de ramollissement
dépourvus de membrane limitante. Leurs parois sont
déchiquetées, anfractueuses; quelquefois cependant, les
tissus se condensent alentour, et peuvent même se revêtir
d'une couche épithéliale. Le contenu est un liquide séreux,
du sang pur ou altéré.

Si j'ai décrit en quelques mots cette forme si éloignée
des vrais kystes glandulaires, c'est qu'elle a parfois une
existence clinique. Il y a des cancers dont les cavités
sont assez volumineuses pour se traduire au dehors par
des bosselures où la fluctuation est évidente; au lit du
malade, ce sont des tumeurs kystiques, devant lesquelles
le diagnostic peut rester incertain.

PATHOGÉNIE.

J'ai maintenant à chercher comment se forment les tumeurs que je viens de décrire, quelles sont les lois qui
président à leur genèse et à l'apparition des kystes. Ces
derniers font étroitement partie du néoplasme, et sont,
pour ainsi dire, un des termes nécessaires de son évolution.
Leur développement n'est intelligible que si la nature du
produit nouveau qui les accompagne est nettement définie.
Les deux questions sont connexes, et ne peuvent être séparées dans l'étude pathogénique.

J'aborde une discussion pleine d'écueils, bien décidé à
ne pas prendre parti. Tant d'esprits distingués, tant de
maîtres éminents n'ont apporté leur contingent à cette

difficile étude, que pour aboutir à des divisions absolues,
à des croyances diamétralement opposées. Peut-être aurais-
je le droit de laisser voir quelques préférences; mais l'état
de la question ne me permettra pas de formuler une conclusion précise.

Il faut, pour concilier les avis, obéir à certains *principes
de classification*. Aujourd'hui, d'un accord unanime, la
désinence *ome* signifie *tumeur*. Mais sur le radical qui
précède, il n'y a pas une entente absolue. Trop souvent
le hasard, un fait particulier, un sentiment personnel,
président à la formation des mots.

Le professeur Gosselin dit excellemment : « Il n'y a pas,
dans l'état actuel de la science, de classification qui ré-
ponde à la double exigence de la pratique et de la science
anatomique (1). » Sans doute, et cela tient à ce que la
plupart des nomenclatures ont pris pour base, ou la clinique pure, c'est-à-dire des apparences variables et trom-
peuses, ou l'anatomie étroite, c'est-à-dire la forme des
éléments, et non la raison intime de leur genèse. Or, la
classification doit être *pathologique*, c'est-à-dire que le
nom d'une tumeur doit représenter sa *nature*, autant que
nous pouvons la connaître.

Il ne suffit pas que le mot désigne le siége primitif et la
provenance du mal : certains adénomes sudoripares du
professeur Verneuil (2) sont considérés aujourd'hui comme
des épithéliomes développés dans les glandes de la peau,
ce qui est bien différent. La nature de la tumeur est épithéliale; c'est l'épithélium qui s'est anormalement développé, qui a rempli, déformé, parfois rompu les culs-de-

(1) Gosselin, *Clinique chirurg. de la Charité*, t. II.
(2) Verneuil, *Étude sur les tumeurs de la peau; de quelques maladies
des glandes sudoripares*, Arch. gén., 1854, 5ᵉ série, t. IV.

sac, et infiltré les tissus voisins. Ce n'est pas assez, d'autre part, d'exprimer la forme ou la quantité relative des.éléments nouveaux : une tumeur peut contenir du tissu conjonctif embryonnaire sans être un sarcome, si c'est une néoformation glandulaire qui a provoqué autour d'elle la prolifération du stroma. D'autre part, un fibrome peut irriter par voisinage les éléments sécréteurs qui s'hypertrophient, se dilatent, sans arriver à faire un adénome. A ce point de vue, Malassez a péché manifestement, quand il a donné le nom d'épithéliome à une maladie kystique du testicule (1), sous prétexte qu'il y a trouvé des cellules de grande richesse et de formes séduisantes. La production nouvelle contenait un épithélium que l'auteur a beaucoup remarqué; mais, en somme, il s'agissait d'un *kystome.*

Il faut que les noms qu'on impose aux tumeurs éveillent l'idée d'un tissu pathologique ayant son individualité, son évolution propre. Il faut, à l'aide des mots, faire connaître à la fois la structure et le caractère natif de la néoplasie. Dire ce qu'on y trouve n'est pas le point essentiel; on doit répondre à la question suivante : Parmi les éléments dont la tumeur se compose, auquel revient la responsabilité du *mouvement pathologique?* Lequel est entré le premier sur la scène, et la tient ensuite pour son compte?

C'est à trouver cette réponse que s'ingénient les théories modernes. Les uns pensent que l'acinus, l'organule essentiel, a donné l'impulsion; pour d'autres, c'est le tissu conjonctif; pour quelques-uns, l'épithélium. Trois doctrines, en effet, résument les idées qui ont vu le jour, et se partagent l'opinion. Je les désigne par trois noms synthéti-

____

(1) Malassez, *Note sur un cas de maladie kystique du testicule, Arch. de physiol.*, 1875.

ques dont le sens ne pourra prêter, je l'espère, à aucune équivoque.

Théorie de l'adénome. — Le jour où Velpeau consentit à voir la ressemblance de certaines tumeurs avec le tissu de la mamelle, il leur imposa le nom d'*adénoïdes,* et admit que, par une influence de voisinage, la glande pouvait donner à un épanchement fibrineux une organisation plus ou moins analogue à la sienne. L'école de Lebert (1) alla plus loin, et créa l'*adénome.* Aux yeux du maître, ces tumeurs lobulées, avec dilatations kystiques et végétations polypeuses, sont constituées par un véritable tissu glan— dulaire, qui apparaît le plus souvent chez des femmes jeunes. Ce qui le frappe surtout, c'est la présence d'acini au sein du néoplasme; c'est le tissu propre de la mamelle qui se développe d'une façon anormale, et cette hypertro- phie caractérise à elle seule la nature et les tendances de la maladie. A son tour, M. Broca trouve dans les tumeurs bénignes du sein un *organule spécifique,* l'acinus, qui en est la partie active, essentielle. Aux yeux du savant pro- fesseur, dont les travaux ont répandu sur la question un si vif intérêt, l'hypergénèse des acini par bourgeonnement latéral est indéniable. On s'égarerait d'ailleurs à chercher une hypertrophie *régulière,* une ampliation pure et simple des tissus de la mamelle, conservant aux éléments divers leur volume relatif et leur proportion numérique. L'hyper- trophie est *partielle, irrégulière;* il y a tantôt prédomi- nance des culs-de-sac (adénome du premier type), tantôt prédominance du tissu fibreux (adénome du second type).

(1) Lebert, *Physiologie pathologique,* t. I. — *De l'hypertrophie par- tielle de la glande mammaire, Bull. de la Soc. anat.,* 1850. — *Forme spéciale de l'hypertrophie mammaire, ibid.,* 1852.

Dans ces derniers faits, qui répondent aux *corps fibreux de la mamelle* décrits autrefois par Cruveilhier (1), aux *fibromes* de beaucoup d'histologistes, les éléments sécréteurs sont inactifs et ne prolifèrent pas; aussi peut-on nier l'hypertrophie glandulaire vraie. Mais le premier type vient directement soutenir la théorie de l'adénome.

Telle est aussi l'opinion du professeur Verneuil (2), qui l'a développée à diverses reprises. Augmentation de volume et néoformation des parties sécrétantes, ces deux termes ne sont-ils pas suffisants pour croire à l'adénome? La trame conjonctive péri-acineuse subit, à la vérité, des modifications profondes; elle est remplacée par du tissu fibro-plastique. Mais ce n'est pas elle qui a commencé; c'est aux éléments glandulaires qu'on doit rapporter le mouvement pathologique.

Voyons maintenant comment cette idée générale éclaire le développement des kystes. Au sein de la néoformation, un certain nombre des culs-de-sac proliférés et agrandis voient s'oblitérer leur goulot, et deviennent des cavités closes. Tels sont les kystes progènes, dénommés *glandulaires* par M. Broca; la forme globuleuse des plus jeunes, leur épithélium de revêtement, leur nombre souvent très-considérable, démontrent que la plupart d'entre eux ont pour siége les acini. A côté d'eux cependant s'en forment d'autres, et par un mécanisme tout différent. Ces grandes cavités qui viennent coiffer les végétations de l'adénome sont des *kystes lacuneux*, développés autour de la tumeur ou entre ses divers

---

(1) Cruveilhier, *Mémoire sur les corps fibreux de la mamelle* (*Bull. de l'Acad. de méd.*, 1844, t. IX. — *Anat. path. gén.*, t. III).

(2) Verneuil, *Hypertrophie mammaire* (*Bull. de la Soc. anat.*, 1854). — *Théorie de l'hypertrophie mammaire*, ibid., 1855. — *Tumeurs du sein, évolutions successives*, ibid., 1858.

lobes. Lebert avait admis ces kystes autogènes par exsu-
dation d'un liquide entre les mailles du tissu conjonctif;
M. Verneuil (1) a soutenu la même idée, en montrant que
dans la mamelle occupée par une tumeur hypertrophique
se trouvent réalisées les conditions qui président au développement des bourses muqueuses, mobilité de la région
et atmosphère celluleuse autour du produit solide. Telle
est aussi l'opinion de M. Broca; ces « kystes séreux ad-
ventifs » sont d'abord des bourses de glissement, et, après
exhalation, des hygromas interstitiels.

En traversant la Manche, la théorie de l'adénome s'est
beaucoup modifiée; sans devenir méconnaissable, elle
s'est retournée pour ainsi dire, et le kyste est devenu le
point de départ de la néoplasie. L'opinion de Paget, si nous
laissons quelques détails obscurs, peut se résumer ainsi :
un kyste séreux prend naissance dans les mailles du tissu
conjonctif ou dans les cavités glandulaires; cette origine
variable est admise théoriquement; puis, de deux choses
l'une, ou le kyste ainsi formé demeure *stérile,* et répond
aux variétés simples que j'ai décrites, ou il devient *prolifère.* Dans ce dernier cas, la paroi s'épaissit, elle est le
siége d'un travail morbide qui lui est propre; c'est elle qui
engendre ces saillies lobulées qui sont pour nous le corps
même du néoplasme, et ces végétations de formes diverses
qui nous sont bien connues. Ainsi se forment, au dire de
Paget, non-seulement les tumeurs kystiques, mais aussi
les tumeurs solides; il suffit que le liquide se résorbe à
mesure que les végétations grandissent, et que celles-ci
viennent à remplir la totalité du kyste. Ce dernier était

(1) Massot, *Des hygromas ou des kystes séreux qui compliquent les tumeurs,* thèse de Paris, 1854.
(2) Paget, *Lectures on surgical pathology,* t. II, 1853.

seul au début; progressivement il se laisse envahir, s'efface et disparaît. Mais ce n'est là, en vérité, qu'une idée ingénieuse et sans preuves. Comment ne pas voir que les tumeurs les plus solides ne sont pas les plus volumineuses? Comment, avec l'hypothèse de Paget, expliquer la petitesse ordinaire ou l'absence des cavités lorsque la tumeur est à son début, leur importance d'autant plus grande qu'elle est plus développée elle-même et plus ancienne? Pour qui observe la maladie à ses différents stades, aucun doute n'est permis : la formation des kystes est une phase secondaire dans l'évolution de la tumeur adénoïde.

Quant à celle-ci, elle est bien de nature glandulaire aux yeux de l'auteur anglais : « Des examens répétés, dit-il, et des coupes nombreuses m'ont prouvé que ces productions étaient lobulées comme des acini, et que leurs terminaisons aboutissaient à des culs-de-sac glandulaires. Elles étaient entourées d'une membrane pellucide bien limitée, leurs cavités remplies de noyaux ou de cellules, comme la glande mammaire, avec un peu de matière granuleuse. » Ce tissu analogue à celui de la mamelle serait formé par une influence de voisinage.

L'opinion de Birkett (1) n'est pas loin de la précédente. La tumeur est adénoïde, et le kyste autogène; l'explication seule diffère. Il ne s'agit plus d'une paroi qui prolifère et devient végétante, mais d'une maladie du tissu fibro-cellulaire qui entoure les éléments sécréteurs; le plasma nutritif exhalé au sein de ce tissu donne lieu d'une part à la formation d'un *kyste blastématique,*

(1) Birkett, *Description of some of the tumours removed from the Breast and preserved, Guy's hospital Rep.,* 2ᵉ série, t. VI, 1849. — *Glandular mammary tumour and cyst, ibid.,* t. VII, 1851. — *Adénoïde, ibid.,* 3ᵉ série, t. I, 1855.

n'ayant aucun rapport avec les acini, et produit d'autre part, au voisinage de la cavité accidentelle, ces masses proéminentes, ressemblant à la glande normale, sortes de mamelles surnuméraires, imparfaites, sans conduits excréteurs, mais qui néanmoins donnent la raison de certains contenus laiteux dont j'ai cité plus haut des exemples. Ici encore, l'auteur s'occupe avant tout de la génération des kystes auxquels la tumeur est pour ainsi dire annexée ; et ses mamelles surnuméraires viennent à point pour expliquer la présence du lait dans un kyste autogène. Toutefois, dans la suite de ses travaux, il reconnaît l'indépendance de certains adénoïdes sans dilatations visibles à l'œil nu ; il admet enfin, outre les kystes formés dans un blastème, d'autres ectasies d'origine glandulaire.

Plus récemment, Goodhart (1) réunit dans une description commune, sous le nom d'*adénocèle*, toutes les tumeurs non cancéreuses de la mamelle. Il reproche aux auteurs qui parlent de fibromes et de sarcomes, de trop chercher l'exactitude histologique, et de séparer des productions qui ont des traits de ressemblance positifs. Il analyse la formation des kystes avec des idées plus modernes que ses compatriotes, et les place dans les cavités glandulaires : ce sont des kystes par rétention. Enfin, sa doctrine se résume ainsi : la croissance et la sécrétion peuvent être considérées comme une seule et même force qui agit en deux sens différents. A une certaine période, les glandes cessent de croître, et toute leur activité se reporte sur la fonction sécrétoire. Supposez qu'un obstacle s'oppose à leur sécrétion : toute la puissance dont elles

(1) Goodhart, *Nature et développement des tumeurs cystiques de la mamelle* (Edinburgh med. journal, 1872).

disposent sera employée à produire une quantité nouvelle
de tissu glandulaire; à preuve la fréquence des adénomes
chez les jeunes femmes stériles ou célibataires. Ce développement nouveau n'est pas régulier comme celui qui a
présidé à la formation de la glande. Il y manque un
facteur, que la science n'a pas encore trouvé, et que l'auteur nomme le « ton du développement (*developmental
tone*) » ; ce néoplasme est une copie imparfaite du tissu
originel, copie où font défaut l'esprit et la main du maître,
et loin de concourir à un but physiologique, il végète
comme un parasite au sein de l'organisme, étranger à ses
besoins et à ses intérêts.

Mais revenons en France. L'adénome, loin de périr, s'y
est rajeuni dans ces derniers temps, et vient de prendre,
sous la main de Cadiat (1), une forme originale. Jusqu'ici,
nous avons vu l'école française attentive à démontrer la
nature du tissu morbide. Les kystes sont étudiés avec
moins de prédilection; les aciniens paraissent liés au
développement de la tumeur, mais ceux qu'on nomme
des hygromas sont des accidents sans rapport avec son
évolution intime. En Angleterre, on donne au kyste une
importance capitale; mais sa genèse est mal déterminée,
on le fait naître en dehors des éléments propres de la
glande. Or, une étroite relation unit ces éléments, déformés et altérés comme je l'ai dit, aux kystes petits et
grands, aux fentes interstitielles et aux lacunes périphériques. A cette démonstration est consacré l'excellent
travail de Cadiat.

Notre auteur pense donner des preuves irréfutables de
l'existence habituelle des tumeurs adénoïdes, et montrer

______

(1) Cadiat, *Étude sur l'anatomie normale et les tumeurs du sein chez la
femme*, thèse de Paris, 1876.

les relations qui unissent leur genèse aux phénomènes physiologiques. Son premier soin est d'étudier l'anatomie normale.

Avant la grossesse, la mamelle est constituée par un tissu fibreux, que traversent quelques fins conduits remplis de noyaux et formant des cylindres pleins, premiers linéaments des éléments glandulaires qui se développeront dans la suite. Après la fécondation, les cylindres s'accroissent, envoient des branches dans tous les sens, et à leur extrémité se forment les véritables organes de la sécrétion lactée, les vésicules ou culs-de-sac glandulaires. La lactation passée, toutes ces parties de nouvelle formation disparaissent, et les conduits se ferment. Ainsi la glande mammaire n'a qu'une existence transitoire; en dehors de la grossesse et de la lactation, ce n'est qu'une masse fibreuse parcourue par quelques bourgeons épithéliaux; sous l'influence du développement de l'utérus, c'est un organe entier qui se forme de toutes pièces.

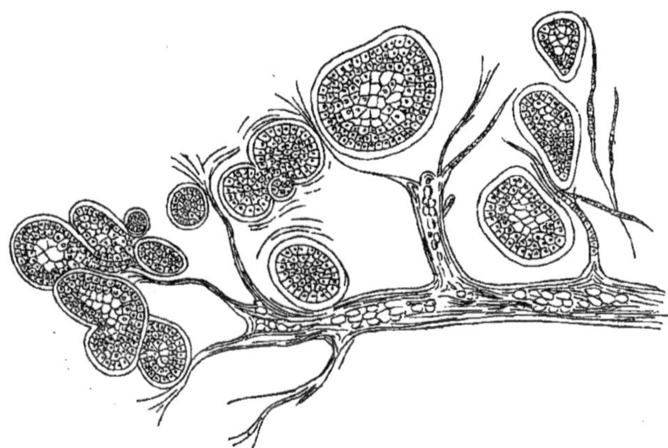

Fig. 6. — Culs-de-sac hypertrophiés et en voie de transformation kystique; atrophie des conduits galactophores (Cadiat).

L'adénome représente exactement, moins les canaux excréteurs, la glande telle qu'elle est à la fin de la grossesse. Il semble que de nouvelles parties glandulaires se soient formées par une *erreur d'époque*. On trouve des agglomérations d'acini, de formes très-irrégulières, de dimensions variables, et contenant un épithélium à l'état de cellules ou de noyaux. Contrairement à ce qu'on voit dans la grossesse, les conduits galactophores sont atrophiés, revenus sur eux-mêmes, au voisinage des culs-de-sac de nouvelle formation, ainsi que le professeur Robin l'avait déjà remarqué ; il est exceptionnel de les rencontrer perméables et donnant passage aux liquides formés dans les culs-de-sac ; aussi ne doit-on pas admettre, avec Virchow, que certaines végétations se développent à l'intérieur des conduits.

Ces deux faits, formation de nouveaux culs-de-sac et atrophie des canaux excréteurs, caractérisent l'adénome, et sont le point de départ de toutes les variétés kystiques, depuis le *kyste simple* jusqu'aux *cystosarcomes* les plus massifs. Toutes ces tumeurs dérivent du même type primitif, par une série de transformations qui arrivent à les rendre méconnaissables, et qui ont fait nier par quelques-uns leur nature glandulaire. Examinez les adénomes simples et les kystes petits ou grands : ce sont les mêmes culs-de-sac, plus ou moins développés, avec les mêmes parois, les mêmes cellules épithéliales, et le même liquide ressemblant au lait ou au colostrum. La sécrétion des nouveaux acini, n'ayant pas d'issue au dehors, distend peu à peu leur enveloppe, et presque fatalement l'adénome devient kystique. Un premier phénomène, la genèse du cul-de-sac primitif, entraîne les autres et les tient sous sa dépendance ; en résumé, tous les kystes mammaires sont des variétés de l'adénome.

Mais, si on conçoit bien qu'un kyste simple en apparence vienne d'un cul-de-sac néoformé, puis séparé des voies d'excrétion, que dire du cysto-sarcome, de ces masses volumineuses de tissu conjonctif, de ces végétations contournées qu'on a bien appelées glandulaires, mais sans explication suffisante? Pour Cadiat, c'est toujours l'adé-

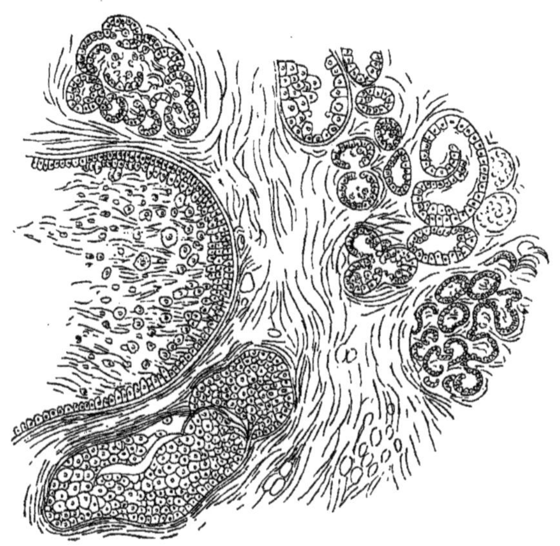

Fig. 7. — Différents degrés de la transformation kystique des acini (Cadiat).

nome; mais un autre élément, le tissu péri-acineux, intervient pour y jouer un rôle accessoire. De ce tissu fibreux naissent des bourgeons qui viennent au-devant de l'organe glandulaire à mesure qu'il se développe, comme si entre les deux s'établissait une lutte, et ces bourgeons envahissent peu à peu les kystes, au point de donner à la tumeur les formes les plus irrégulières. Le processus est compa-

rable aux phénomènes embryogéniques : comme chez le
fœtus, au moment où une glande se forme, on voit ici le
feuillet blastodermique externe produire une involution
épithéliale, et, d'autre part, le feuillet moyen envoyer à sa
rencontre des éléments embryoplastiques et des vaisseaux.

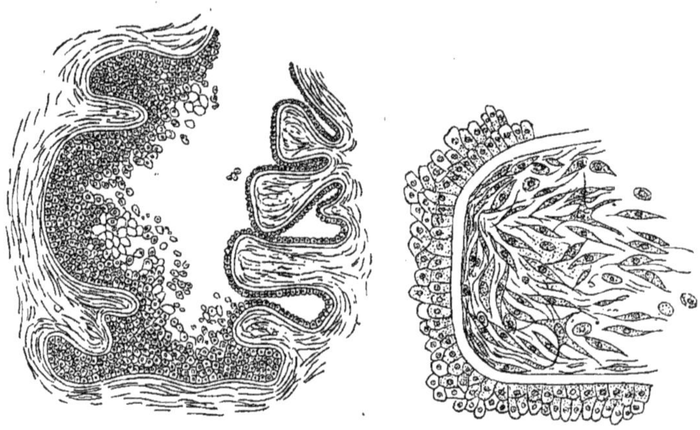

Fig. 8. — Envahissement du cul-de-sac par les végétations; à droite de la figure, une des
végétations vue en détail (Cadiat).

Dans ces tumeurs composées, épithélium, paroi et
liquide contenu sont identiques à ceux des culs-de-sac de
l'adénome, sauf que l'épithélium est quelquefois cylindrique; mais ces variétés de formes des cellules épithéliales
dépendent des conditions nouvelles au milieu desquelles se
fait leur développement, et ne prouvent nullement que la
tumeur ait pris naissance dans les conduits galactophores.
Quant aux végétations, des culs-de-sac de formation nouvelle peuvent s'y rencontrer, mais le plus souvent on est
trompé dans cette recherche par la coupe des fissures garnies d'épithélium qui séparent leurs circonvolutions. Coif-

fées par la paroi du cul-de-sac munie de son épithélium, les masses végétantes sont essentiellement constituées par les éléments fondamentaux du tissu lamineux; la forme précise de ces derniers, quelles que soient les allures cliniques, ne peut servir à déterminer la nature même du néoplasme.

Ainsi, aux yeux de Cadiat, la présence d'un kyste implique toujours l'idée d'un tissu glandulaire nouveau en voie de développement. Toutes ces tumeurs ont le même sens pathologique; l'élément sécréteur s'y retrouve constamment, plus ou moins modifié par le tissu fibro-plastique qui l'envahit, mais modifié dans sa forme et jamais dans sa nature. C'est ce qu'avait pressenti A. Cooper; c'est ce qu'ont vu, avec plus ou moins de détail, tous les maîtres de l'école française. Giraldès disait, en 1855 (1) : « Les cellules mammaires peuvent se dilater en dehors des fonctions qu'elles doivent remplir, et, dans ce cas, leur dilatation est toujours accompagnée de l'hypertrophie du tissu fibreux qui les environne. Toutes les fois que la dilatation s'opère, elle détermine dans l'épaisseur de la glande la formation de tumeurs variables. » Velpeau, de son côté, comprenait toutes ces tumeurs dans une description commune : « Quelles que soient, disait-il, leur date et leur forme, volumineuses ou petites, qu'elles se ramollissent ou s'abcèdent, qu'elles marchent vite ou lentement, elles n'en gardent pas moins au fond leurs caractères spéciaux jusqu'à la fin; qu'il s'y joigne ou non des douleurs, qu'elles s'ulcèrent ou restent intactes, qu'elles détruisent la peau ou la respectent, je les ai à peu près toujours vues conserver leur bénignité primitive. »

(1) Giraldès, Soc. de chir., 1855.

4

Théorie du cysto-sarcome. — Müller le premier réunit sous ce nom les tumeurs du sein dans lesquelles il avait reconnu la présence de cavités et de végétations. C'est encore un mot très-souvent employé, bien qu'il ne suffise plus à définir tous les tissus morbides que l'histologie a découverts dans les tumeurs de la mamelle. Si je m'en sers pour désigner une doctrine, c'est que j'ai besoin d'un mot qui la résume et en représente l'idée mère. A ce point de vue, le cysto-sarcome a une valeur historique; c'est de lui qu'on est parti pour étudier les altérations du stroma conjonctif; et, bien que l'altération sarcomateuse ne soit pas la seule observée, j'estime cependant que le nom créé par Müller peut servir de terme générique. S'il n'exprime pas à lui seul toutes les variétés anatomiques, il met du moins en lumière un fait essentiel, le rôle attribué au tissu péri-acineux dans la genèse et l'évolution des tumeurs kystiques de la mamelle.

C'est en Allemagne qu'est née cette théorie; c'est chez nous qu'elle a été complétée, rectifiée sur quelques points. J'en donnerai une vue aussi claire que possible, sans vouloir la juger plus que je n'ai fait pour celle de l'adénome.

Les travaux les plus importants ont suivi les recherches de Meckel (1), de Langer (2), de Luschka (3), sur la structure et le développement de la mamelle. Appuyé sur cette base nécessaire, Reinhardt (4) explique le cysto-sarcome de Müller par une modification primitive du tissu conjonctif qui entoure les lobules. Dès lors, l'attention fut

(1) Meckel von Hemsbach, *Patholog. Anatom. der Brustdrüse.* (*Illustrat. med. Zeitung*, 1852).

(2) Langer, *Ueber den Bau und die Entwickelung der Milchdrüsen,* Wien, 1859.

(3) Luschka, *Die Anatomie der männlichen Brustdrüse* (*Müller's Arch. für Physiol.*, 1852).

(4) Reinhardt, *Path. anat. Untersuchungen*, 1852.

attirée sur les relations de ce tissu avec les cavités glandulaires, sur les altérations consécutives de celles-ci et leur
aptitude à se transformer en kystes. Weber (1) décrivit
d'une façon très-nette les déformations des culs-de-sac et
leurs dilatations ultérieures ; malheureusement, il pensa
que des acini se forment de toutes pièces aux dépens de
noyaux et de cellules déposés en groupe dans le tissu conjonctif, théorie qui n'est en rapport, ni avec l'idée allemande opposée à l'adénome, ni avec l'idée française favo-
rable au développement de nouveaux culs-de-sac par
bourgeonnement latéral.

Virchow apparaît enfin (2), se place à un nouveau point
de vue, décrit dans la mamelle des fibromes, des sarcomes
et des myxomes, et leur assigne pour point de départ le
stroma interstitiel. Souvent plusieurs tissus sont diverse-
ment groupés ; celui qui prédomine par sa masse est le
plus important, c'est lui qui détermine la véritable nature
du néoplasme et doit servir à le dénommer. Les altérations
du tissu glandulaire sont consécutives et accessoires, il n'y
a pas d'adénome.

La science allemande contemporaine a été fixée par
Billroth (3), qui, prenant pour point de départ la structure normale de la glande, étudie avec méthode l'évolution des tumeurs relativement bénignes, et donne avec
soin la pathogénie des kystes lacunaires. Les travaux
de cet auteur ont une importance véritable. Il a cherché,
plus que ses compatriotes, à rapprocher les faits cli-

<hr>

(1) Ad. Weber, *Das adénoïd der weiblichen Brust*, 1854.

(2) Virchow, *Path. des tumeurs*, t. I et II.

(3) Billroth, *Untersuchungen über den feineren Bau und die Entwicklung
der Brustdrüsengeschwülste, Virchow's Arch.*, 1860. — *Krankheiten der
Brüste, Pitha und Billroth, Handbuch der allgemeinen und speciellen chirurgie*, 1865.

niques et l'anatomie morbide. Attachant moins d'importance aux distinctions établies entre les stromas fibreux,
sarcomateux et muqueux, il a groupé les tumeurs kystiques sous le nom d'*adéno-sarcomes*, sans aller toutefois
jusqu'à l'absolutisme de Cadiat, dont j'ai dit le mépris
pour les formations conjonctives secondaires qui viennent
s'ajouter à l'adénome. L'auteur allemand maintient l'origine interstitielle des tumeurs, mais il reconnaît leur
parenté, leurs analogies, et croit à l'utilité d'une description d'ensemble, telle que Velpeau l'avait conçue, telle
qu'on peut certainement la concevoir aujourd'hui, sans
méconnaître les services rendus par l'anatomie pathologique.

Cette idée générale de l'évolution des tumeurs au sein
du tissu conjonctif nous donne la raison des arguments
qui ont assailli la théorie de l'adénome, et que je vais
résumer en peu de mots. Qu'importent les *éléments*,
les *organules* trouvés dans le champ du microscope?
Ce qu'il faut examiner, c'est leur provenance et leur
raison d'être. Pour constituer une tumeur définie, on
demande *un tissu* reconnaissable, de formation nouvelle,
et non des altérations irrégulières de cellules ou d'acini,
qui peuvent résulter d'une irritation secondaire, tandis que
l'impulsion morbide est dans le voisinage. Lebert a vu des
culs-de-sac élargis, distendus; les modifications qui
atteignent le tissu propre, loin de conduire à une hypertrophie véritable, n'aboutissent qu'à la disparition de
l'élément sécréteur; les dilatations qui en résultent n'ont
de glandulaire que leur origine. On n'a jamais vu naître
un tissu mammaire nouveau, mais on a pris pour des
culs-de-sac néoformés des culs-de-sac déformés. Si les
chirurgiens anglais ont cru voir dans les tumeurs intrà-

kystiques la structure de la glande normale, c'est qu'ils ont été trompés par ces fragments de végétations signalés plus haut, dont les dépressions interfoliacées, tubulaires et tapissées d'épithélium, ont quelque analogie avec un élément glandulaire.

Mais faut-il nier si absolument l'adénome? Sans aller jusque-là, Ranvier le considère comme une rareté pathologique. Pour lui, l'adénome est composé par des culs-de-sac disposés les uns auprès des autres et séparés par une faible quantité de tissu fibreux ; limités par une membrane bien nette, ils présentent à leur intérieur un épithélium pavimenteux régulier. L'adénome ne renferme pas de kystes lacunaires, et la présence de ceux-ci, loin de le caractériser, l'élimine complétement. Les cas étudiés par le professeur Robin (1) sont moins des adénomes vrais que des épithéliomes tubulés contenus encore dans les canaux, et dont j'aurai un mot à dire en présentant la troisième théorie.

Faut-il admettre un moyen terme et parler d'*adéno-sarcomes?* Je ne le crois pas; le compromis n'est que dans les mots. Ou l'altération des acini est secondaire et n'a pas de valeur pathologique, ou elle est primitive, et c'est elle qui résume la maladie. Si le mot composé n'a pour but que d'exprimer la coïncidence de deux éléments différents, s'il veut dire *sarcome développé dans une glande* (Billroth), c'est une appellation purement anatomique, en désaccord avec les principes de classification que j'énonçais plus haut.

Cela posé, nous comprendrons facilement la théorie du

(1) Robin, *Note sur quelques hypertrophies glandulaires (Gaz. des hôp.,* 1852). — Robin et Lorain, *Mémoire sur une altération spéciale de la glande mammaire (Arch. gén.,* 5e série, t. V).

cysto-sarcome, devenue toute moderne et bien française sous la plume de Coyne. Je n'oublierai pas, d'ailleurs, le titre imposé à ce travail. J'ai à dire pourquoi certaines tumeurs de la mamelle sont kystiques dès leur origine ou le deviennent plus tard ; le but auquel je tends est de montrer la relation étroite qui unit la dilatation morbide au néoplasme.

Le stroma péri-acineux ouvre la scène ; il est le siége d'une prolifération excessive, dont je n'essayerai pas de déterminer la nature, car je m'égarerais dans une discussion inutile sur la constitution intime du tissu conjonctif. De toute façon, le processus aboutit à la formation d'un *fibrome* (tissu conjonctif adulte), ou d'un *sarcome* (éléments embryonnaires), ou d'un *myxome,* qu'il ne faut pas confondre avec l'altération colloïde des cellules cancéreuses ; j'ai décrit plus haut ces trois types, et j'ai insisté sur la combinaison possible des tissus adulte et embryonnaire (fibro-sarcome), des tissus embryonnaires et muqueux (myxo-sarcome).

Alors l'ectasie commence. Cruveilhier, qui a parfaitement vu les fibromes, les végétations et les kystes, s'est mépris sur le développement de ces derniers, en les comparant aux géodes qui se forment dans les corps fibreux utérins. Ils sont à proprement parler glandulaires, car ils prennent naissance aux dépens des éléments sécréteurs, et représentent le degré le plus avancé de leurs altérations, telles que je les ai décrites au chapitre précédent. Voici en quelques mots leur genèse. Les culs-de-sac autour desquels prolifère le stroma conjonctif, sont d'abord écartés mécaniquement, puis déformés. Entièrement passifs au milieu du tissu morbide, ils sont agrandis dans tous les sens et maintenus

béants, mais surtout ils subissent une élongation progressive; les lobules primitifs et leur canal excréteur sont
changés en une sorte de glande tubuleuse multidigitée.

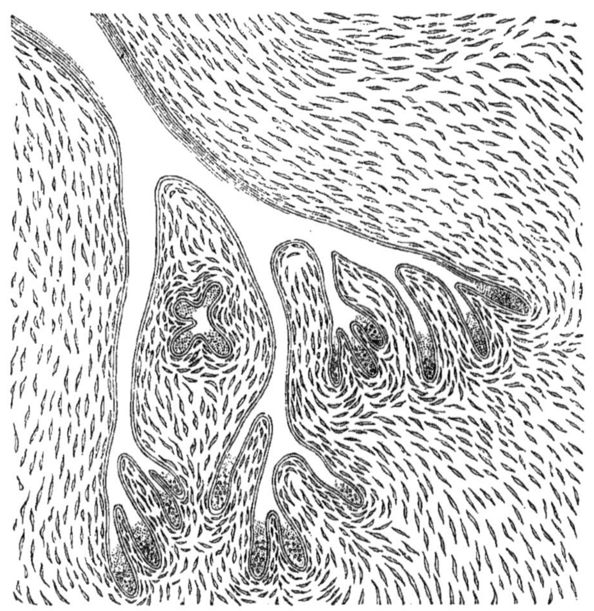

Fig. 9. — Premier degré de la formation des kystes; élongation des acini et des conduits
excréteurs primitifs (Labbé et Coyne).

La prolifération interstitielle continuant, cette distension
et cet allongement mécaniques donnent bientôt au lobule
et à son conduit la forme d'une fente lacunaire avec plusieurs fentes secondaires, vestiges des acini latéraux ; c'est
le second degré de l'altération. Les parois sont tapissées
d'un épithélium cubique, semblable à celui des conduits
excréteurs primitifs, quelquefois cylindrique, si la défor-

mation s'étend à un conduit plus volumineux. La présence de cet épithélium prouve qu'il ne s'agit pas d'un hygroma interstitiel.

Les fentes secondaires s'effaçant peu à peu, l'élément sécréteur étiré au maximum peut conserver indéfiniment l'aspect d'une lacune très-étroite et très-longue. Mais d'autres fois il s'élargit, contient un peu de liquide, et

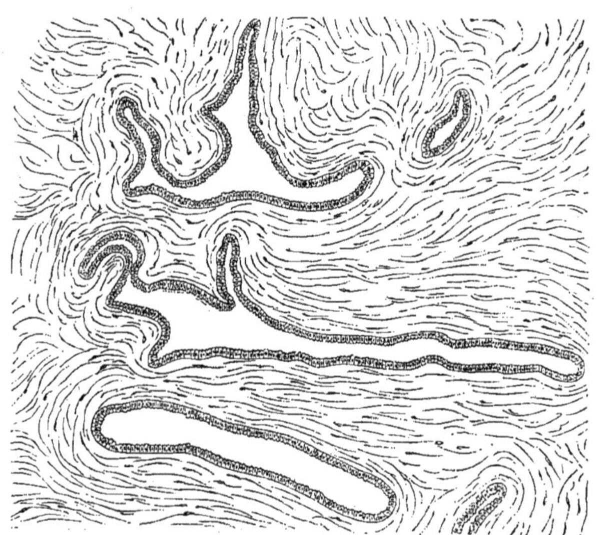

Fig. 10. — Deuxième degré; formation des fentes lacunaires (Labbé et Coyne).

revêt l'apparence d'un kyste aplati; déjà le tissu voisin tend à faire saillie dans la cavité sous la forme de petites végétations arrondies, séparées par des dépressions peu profondes, ou de colonnes charnues, sessiles et irrégulières. Enfin, le liquide s'accumulant à la suite de l'effacement des conduits excréteurs, le kyste s'achève, devient ovoïde, anfractueux, et la protrusion du néoplasme à l'intérieur donne lieu à ces masses polypeuses, mamelonnées, dont j'ai décrit plus haut les formes variées et la structure.

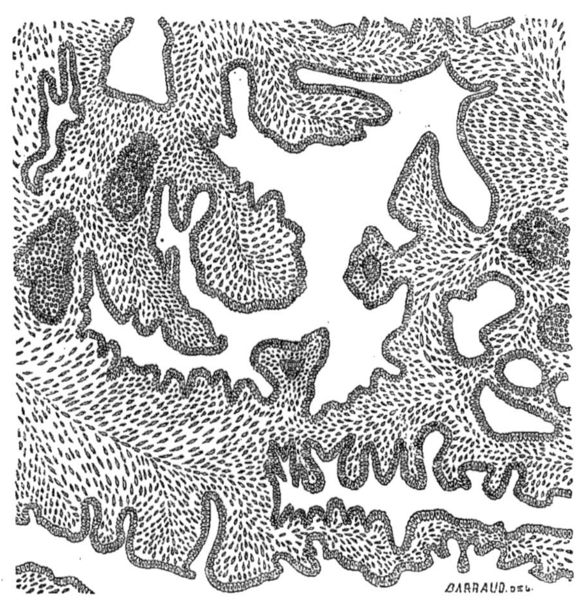

Fig. 11. — Troisième degré; kystes et végétations (Labbé et Coyne).

L'évolution se voit bien à ses différents degrés dans les fibromes. La tumeur est solide à son début, quand l'hyperplasie est encore *péri-canaliculaire*. Le fibrome *endo-canaliculaire* est celui qui a déjà végété à l'intérieur des kystes. Entre les deux états, il peut y avoir, au lit du malade, une dissemblance profonde ; mais c'est la même lésion à deux phases différentes.

Les déformations primitives des éléments glandulaires

ont quelques traits particuliers dans les sarcomes à développement rapide. J'ai montré plus haut l'irritation et la prolifération de l'épithélium, et l'agrandissement irrégulier des acini, qui ont passé, aux yeux de Reinhardt, de Fœrster (1) et de quelques autres, pour une véritable hypertrophie glandulaire. J'ai signalé aussi les dispositions différentes, concentrique ou radiée, qu'affectent les cellules fusiformes autour du kyste rudimentaire; j'y reviens, pour ajouter que la première amène

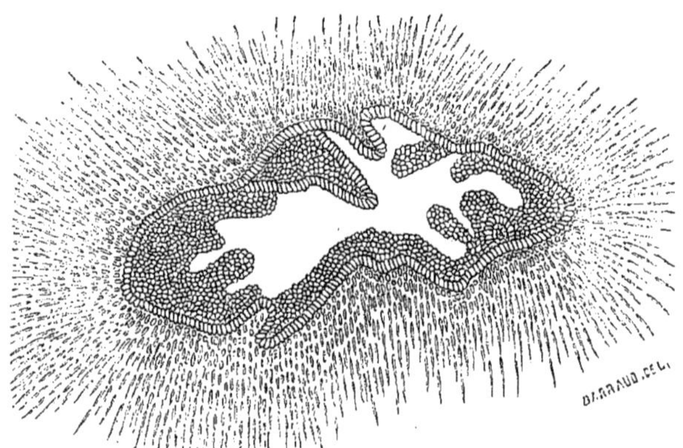

Fig. 12. — Formation des végétations sarcomateuses (Labbé et Coyne).

surtout les dilatations lacunaires tapissées par des saillies peu proéminentes et rappelant les colonnes charnues du cœur, tandis que la seconde est ordinairement le premier degré des kystes végétants et des masses exubérantes, dont les formes sarcomateuses offrent les plus beaux types.

(1) Fœrster, *Handbuch der pathol. Anat.* Leipsig, 1863, t. II.

Un dernier mot sur les myxomes. Ils sont plutôt lacunaires que vraiment kystiques ; on y trouve des fentes
irrégulières très-étendues, plus rarement de grosses végétations.

Ainsi se résume la pathogénie des kystes mammaires ;
ainsi l'ont comprise et exposée, avec de légères variantes,
Billroth, Wyss (1), Rosenstein (2), Ch. Monod (3).

Toutefois, ce dernier auteur fait une concession aux
partisans de l'hypertrophie glandulaire : « L'augmentation
du nombre des acini est possible, et même probable » ; il
y en a tant, en effet, dans les plus petites tumeurs fibreuses,
qu'on est conduit à admettre une hyperplasie acineuse
accompagnant les formations conjonctives ; mais c'est
toujours une altération secondaire.

L'opinion de Virchow sur l'évolution kystique diffère
quelque peu des précédentes. Il semble n'avoir pas vu la
lésion à son premier stade ; aussi néglige-t-il complétement
le rôle des culs-de-sac, et donne-t-il pour siége aux végétations les canaux excréteurs d'un certain volume. Le
fibrome endo-canaliculaire se développe à ses yeux dans les
conduits galactophores, et revêt les apparences que nous
lui connaissons pour obéir à une loi générale qui veut que
les produits hyperplastiques, à la surface des membranes
cutanées ou muqueuses, prennent volontiers la forme
végétante ou papillaire. Les cavités lacunaires des sarcomes
sont dus à la compression des canaux par le produit morbide et à l'accumulation du liquide en arrière du rétrécis-

(1) Hans von Wyss, *Beitrag zur Kenntniss der Brustdrüsen Geschwulste*,
Zürich, 1871.

(2) Rosenstein, *Contribution à l'histologie et au développement du fibrome
de la mamelle* (*Arch. de Virchow*, 1873).

(3) Ch. Monod, *Contribution à l'étude des tumeurs non carcinomateuses
du sein* (*Arch. gén.*, 1875).

sement. J'ai montré comment les derniers travaux rectifient
ou complètent ces idées de l'anatomiste allemand ; j'ai dit
aussi combien elles sont incompatibles avec l'atrophie, ou
tout au moins l'intégrité des conduits galactophores signa-
lée par Cadiat au voisinage des acini glandulaires déformés.

Une dernière hypothèse me reste à examiner. Ranvier
et Cornil ont supposé que les dilatations pouvaient se
faire aux dépens des lacunes lymphatiques décrites par
Coyne dans le stroma péri-acineux. Cette opinion pourrait être rapprochée de celle du professeur Verneuil sur
l'origine des kystes lacuneux, comparés à des bourses de
glissement. Coyne m'a communiqué à ce sujet une note
intéressante ; je lui laisse la parole :

« L'idée en question serait difficile à justifier pour les
cavités situées au centre de la tumeur. L'étude des pièces
où on les trouve en voie d'évolution, leur épithéiium cubique ou cylindrique, semblable à celui des galactophores,
ne peuvent laisser dans l'esprit aucun doute. Au contraire,
la formation des kystes par l'élongation et la dilatation
mécanique des éléments est moins évidente pour ceux qui
siégent à la périphérie, et dont la paroi externe est formée par une couche mince de tissu conjonctif, constituant
à ce niveau la capsule d'enveloppe de la tumeur ; aussi
pouvait-on croire à un processus différent. Il n'y avait
qu'un moyen de résoudre la difficulté, c'était l'étude aussi
exacte que possible des différents épithéliums qui revêtent
soit les végétations, soit la paroi externe des kystes lacunaires.

« A plusieurs reprises, j'avais pu m'assurer que les végétations polypiformes étaient recouvertes par une couche
unique d'épithélium cubique ou cylindrique, analogue à
celui des plus minces conduits galactophores. Mais, si

j'avais trouvé un épithélium semblable sur la paroi externe, au niveau des points où cette paroi était charnue et se continuait manifestement avec le tissu morbide, je n'avais pu faire cette recherche dans les endroits où elle était lamelleuse et très-mince. Une pièce qui m'a été remise par le professeur Parise m'a permis d'étudier ce point encore obscur.

« Sur un sarcome du sein volumineux, à cavités lacunaires immenses et séparées du tissu cellulo-adipeux par de minces lamelles de tissu conjonctif, j'ai pu prendre un large fragment de la paroi externe, et l'étendre sur une lamelle de verre, de telle sorte que la face interne fût dirigée en haut. Elle fut soumise à une imprégnation d'argent, puis lavée et imbibée de glycérine picro-carminée. Sur cette préparation, il était facile de voir que la face interne de la paroi était munie d'un revêtement de cellules à base pentagonale. Ces pentagones étaient réguliers et petits ; les traits de séparation des cellules, très-fortement tracés en noir, étaient rectilignes. De telle sorte que la forme générale de cet épithélium et ses dimensions ne permettaient, à aucun point de vue, de les rapprocher des endothéliums qu'on trouve dans les lacunes lymphatiques. Sur un autre fragment de la même pièce, où l'imprégnation d'argent avait été faite par injection dans une lacune, et qui avait été durci dans l'alcool absolu, il a été possible de faire des coupes minces comprenant les deux parois des cavités ; j'ai pu m'assurer, sur des préparations ainsi faites, que les faces opposées étaient recouvertes par un épithélium cubique ou cylindrique suivant les parties étudiées, et que le noyau des cellules était placé vers leur point d'implantation. Ce fait anatomique me paraît démontrer d'une façon indubitable que les lacunes ne sont pas des cavités lymphatiques très-dilatées et dans lesquelles auraient proéminé les végétations sarcomateuses. L'identité de l'épithélium sur le bord des végétations et sur la face interne de la paroi mince et fibreuse du kyste, les analogies qu'il présente avec celui des galactophores, viennent à l'appui des idées que j'ai émises sur le mécanisme qui préside au développement de ces cavités si remarquables. »

Théorie de l'épithéliome. — Malassez, et avec lui Deffaux (1), ont tenté récemment une synthèse un peu hardie, qui rangerait un certain nombre de nos tumeurs kystiques dans la classe des épithéliomes. Il ne s'agit pas de nier les productions d'origine conjonctive ; mais, si l'adénome du second type de M. Broca répond à la série des tumeurs dérivées de ce tissu, l'adénome du premier type, avec prédominance des culs-de-sac, appartient à la série épithéliale. C'est l'épithélium qui a surtout frappé Malassez dans l'examen des tumeurs de la mamelle. C'est à l'hypergénèse de cet élément qu'il rapporte un bon nombre des déformations acineuses attribuées par ceux-ci à l'adénome, par ceux-là au tissu interstitiel. Dominé avant tout par une idée de généralisation, et ne tenant nul compte de l'acception donnée en clinique au nom d'épithéliome, il décrit trois espèces formant une série continue, et dont voici la définition :

Dans la première, les cellules ont conservé les caractères normaux de l'épithélium mammaire ; dans la seconde, elles sont altérées à divers degrés, mais la membrane propre de l'acinus persiste encore et la disposition glandulaire est conservée ; dans la troisième, enfin, les cellules

(1) Deffaux, *Contribution à l'étude des tumeurs du sein d'origine épithéliale,* Thèse de Paris, 1877.

ont subi des modifications profondes, et de plus elles ont rompu les canaux, infiltré le tissu conjonctif, et supprimé totalement la structure de la glande.

La première espèce, qui mérite le nom d'*épithéliome typique*, revêt les apparences de l'adénome solide ou kystique des auteurs ; ce dernier n'est autre chose que l'épithéliome de Malassez, dans sa forme la plus simple. Les ectasies se produisent par la dilatation des acini, séparés de leurs voies d'excrétion. Faut-il admettre une formation nouvelle de culs-de-sac, comme le veulent Broca, Robin et Cadiat ? On n'affirme rien à cet égard ; mais il faut rejeter l'opinion de Langhans (1), qui attribue à la prolifération de la membrane limitante elle-même une part dans l'agrandissement des cavités glandulaires ; tout au plus croira-t-on que certaines ectasies sont des néoformations complètes dérivées d'un processus purement épithélial, déjà décrit par Malassez dans certains kystes de l'ovaire. On voit, en somme, que rien n'est changé dans les faits que nous connaissons, l'épithète seule diffère.

La seconde espèce, *épithéliome atypique* ou *métatypique*, répond à certaines variétés encore mal connues. Assez bien limitées et d'apparence bénigne, le microscope y démontre une ampliation extrême des lobules et des conduits glandulaires, à la suite d'une hypergénèse épithéliale active. Les travaux déjà cités de MM. Robin et Verneuil sur certaines hypertrophies glandulaires, ceux de M. Broca sur les polyadénomes, semblent se rapporter à des faits de cette nature. Billroth, Rindfleisch et Bruns, Ranvier et Cornil ont décrit ces tumeurs ; Billroth et Coyne leur donnent le nom d'*épithéliomes intra-canaliculaires*.

(1) Langhans, *Zur pathol. Histologie des weiblichen Brustdrüse* (*Virchow's Arch.*, Bd. XLIII).

Mais les auteurs s'accordent mal ; l'interprétation est obscure, hésitante. On a cru y voir un adénome vrai, ou une forme de transition entre les tumeurs bénignes et malignes. N'est-ce pas le premier degré d'un épithéliome qui plus tard deviendra diffus et envahissant ?

Pénétrons plus avant dans la texture. L'épithélium a proliféré très-abondamment ; les acini sont représentés par de longs et larges cylindres, couverts de bosselures latérales et contournés sur eux-mêmes. Ils sont séparés par des lames de tissu conjonctif tassées et comprimées en tous sens, par suite du développement exubérant du contenu épithélial des culs-de-sac. Lorsque ces derniers sont distendus outre mesure, il se fait une métamorphose graisseuse dans les cylindres ; ainsi peuvent se former de petits kystes, par le procédé que voici : Dans une cavité glandulaire distendue par la néoformation, les cellules centrales dégénèrent et se transforment en une masse gris jaunâtre qui est bientôt résorbée. Il reste une poche de minimes dimensions, limitée par la paroi propre de l'élément glandulaire, avec un contenu granuleux, albumineux ou muqueux. Ce liquide peut offrir une apparence laiteuse, ou être plus ou moins teinté par le sang. Les kystes, irrégulièrement disséminés, ne dépassent guère le volume d'une cerise, et présentent quelquefois à leur face interne de petites végétations purement épithéliales, ou formées par des bourgeons vasculaires que soutiennent quelques fibrilles conjonctives.

Que deviendra la tumeur, abandonnée à elle-même ? Tant que l'épithélium sera contenu dans les canaux, elle restera circonscrite et n'infectera pas l'économie ; car les recherches de Coyne ont démontré que les lacunes lymphatiques sillonnant la mamelle ne sont pas en contact immédiat avec les acini ; or, l'envahissement des voies lymphatiques est la condition ordinaire de la généralisation. Mais, si l'épithélium a rompu la membrane limitante, la tumeur deviendra diffuse et produira des métastases. Par suite, on peut la considérer comme une *tumeur intermédiaire* entre les espèces de bonne et de mauvaise nature.

A quel titre pouvons-nous rapprocher cette variété peu commune de nos tumeurs kystiques? Les ectasies de petit volume qu'on y trouve et que j'ai signalées ne sont qu'un détail d'anatomie pathologique, et n'attirent pas l'attention du clinicien. Dans l'opinion générale, on n'y a pas vu jusqu'ici les lacunes et les kystes pouvant acquérir de grandes dimensions, et formés par un procédé différent, dont l'étude m'a occupé dans les pages qui précèdent.

La troisième espèce de Malassez, désignée aussi par le nom d'*épithéliome métatypique*, mais encore plus éloignée de la disposition normale, n'est autre que le carcinome, avec ses éléments épithélioïdes disséminés sans ordre au milieu des travées conjonctives. Une chaîne sans interruption relie ainsi l'adémone au cancer vrai, en passant par certains intermédiaires qui peuvent rester inoffensifs, mais dont l'évolution est incertaine et la bénignité subordonnée à des conditions anatomiques plus ou moins durables.

Je ne veux pas discuter l'origine du cancer. Sa nature épithéliale est depuis longtemps défendue par le professeur Robin, qui, après avoir subi les attaques de l'Allemagne, a vu nos voisins d'outre-Rhin se ranger presque unanimement à son opinion. Waldeyer (1), plus que tout autre, a

---

(1) Waldeyer, *Virchow's Arch.*, *Band* LV, 1872.

soutenu l'idée que le carcinome est le dernier terme de
l'infiltration épithéliale ; Rindfleisch (1) a fini par l'adopter
à son tour. Hermann et Tourneux (2), Malassez (3) con-
tribuent pour leur part à la développer, en nous montrant
les cellules de certains carcinomes disposées en revêtement épithélial cylindrique sur les travées conjonctives
de quelques alvéoles, et formant ainsi de petits kystes,
comme si elles voulaient prouver leur nature épithéliale
en revenant à leur forme typique. Mais je n'ignore pas
que Ranvier et Cornil, Marc d'Espine (4), et plusieurs
de nos maîtres ont une foi tout opposée. Aussi ne per-
drais-je pas mon temps à signaler ce point controversé, si
les travaux récents ne me fournissaient quelques notions
nouvelles sur l'évolution des tumeurs kystiques.

Sans doute, en présence des cavités irrégulières, des
anfractuosités garnies de cellules, des épithéliums proliférés et altérés qu'on trouve dans certaines végétations
intrà-kystiques, l'interprétation est difficile, et c'est affaire
de sentiment, si j'osais parler ainsi, que de se prononcer
pour l'épithéliome. A ce point de vue, il y a des réserves
à faire sur le diagnostic de Malassez, quand il appelle une
tumeur kystique enlevée par M. Panas : épithélioma
végétant des conduits galactophores (Obs. X). Il reste
néanmoins un fait : c'est qu'il y a des tumeurs épithéliales
du sein qui présentent cette allure intermédiaire et ce
pronostic douteux dont je parlais tout à l'heure ; qu'un

(1) Rindfleisch, *Lerbuch der pathol. Gewebelehre*, 1878.

(2) Hermann et Tourneux, *Note sur un cas d'hétérotopie consécutive à
un épithélioma du sein chez l'homme* (*Journal d'anat.*, 1876).

(3) Malassez, *Examen histologique d'un cas de cancer encéphaloïde du
poumon* (*Arch. de physiol.*, 1876).

(4) Marc d'Espine, *Contribution à l'étude du développement du carcinome
de la mamelle* (*Arch. de physiol.*, 1874).

certain nombre d'entre elles peuvent être à l'occasion des tumeurs kystiques et végétantes, et que, dans l'étude clinique où je vais entrer, j'aurai à me demander si elles ne jettent pas quelque lumière sur une question encore litigieuse, celle de la transformation des tumeurs.

Je me suis efforcé de tenir la balance égale entre les opinions diverses, et d'exposer chacune d'elles comme si elle m'était propre. Je ne sais si j'ai réussi à ne pas montrer d'opinion personnelle ; en tout cas, je continuerai à rester neutre, en évitant de formuler une conclusion positive.

Je veux cependant résumer en quelques mots les détails dans lesquels je suis entré. Nous avons vu beaucoup d'auteurs adopter une doctrine générale, absolue : les uns voient partout l'adénome, et, hormis le cancer vrai, n'admettent rien à côté de la tumeur glandulaire, quelles que soient la marche et la structure ; les autres ne veulent rien entendre en dehors du fibrome, du sarcome et du myxome, et pensent que jamais le tissu glandulaire n'entre en action pour son propre compte. Enfin une troisième école, comme on devait s'y attendre, admet deux séries parallèles et d'origine différente, l'une conjonctive et l'autre glandulaire ou épithéliale. Pourquoi l'épithélium ou l'élément sécréteur dans son ensemble ne tiendrait-il pas au besoin la scène pathologique, ainsi qu'on le voit dans d'autres parties? Pourquoi un sarcome ne pourrait-il pas se développer ici comme partout ailleurs, et comment se fait-il que Cadiat révoque en doute la tumeur fibro-plastique pure et simple dans un cas où il n'a pas trouvé un seul cul-de-sac au milieu du tissu conjonctif embryonnaire? Je sais bien que cette opinion double a l'air d'un compromis, et qu'il y **a** des raisons pour grouper encore les tumeurs adénoïdes, comme avait su le faire le sens profondément chirurgical de Velpeau. Cependant, je ne vois aucune raison décisive pour refuser à la glande mammaire les aptitudes variées qu'on accorde à d'autres organes.

SYMPTOMATOLOGIE

J'ai rangé sous le nom d'*anatomie pathologique* les caractères des lésions et leur genèse, en un mot tout ce qui relève de l'analyse des tissus morbides. Sous le second chef : *symptomatologie,* je comprends tous les phénomènes extérieurs, les circonstances qui président à l'apparition du mal, la marche des symptômes, leur valeur pronostique et leur étude comparative.

J'ai dit combien les théories sont encore incertaines, et combien il est difficile d'interpréter les résultats fournis par l'histologie. Je trouverai les mêmes difficultés dans la seconde partie de ma tâche. Depuis A. Cooper, qui le premier distingua du cancer la *tumeur mammaire chronique,* on a vu tant de faits nouveaux, qu'on est encore loin d'être fixé sur la gravité relative des maladies de la mamelle; et si, d'un accord unanime, on reconnaît des tumeurs franchement bénignes et d'autres où la malignité est notoire, on doit avouer qu'il est des cas intermédiaires, et que tout n'est pas dit encore sur la valeur des distinctions cliniques. Néanmoins, une idée commune réunit tous les observateurs et assure de nouveaux progrès, c'est le désir de mettre d'accord et de faire marcher parallèlement l'examen du malade et les recherches de l'histologie.

J'ai à décrire l'évolution des tumeurs kystiques de la mamelle. C'est dire que je ne dois pas oublier l'objet principal de ce travail, le kyste, et m'égarer dans une étude générale des tumeurs du sein. Comme tout à l'heure, je m'occuperai des kystes à l'état de simplicité, pour m'étendre ensuite sur leurs rapports avec les tumeurs solides. Mais auparavant, j'indiquerai l'étiologie, qui s'applique à l'ensemble des faits.

ÉTIOLOGIE GÉNÉRALE

Causes physiologiques. — Quels que soient les éléments responsables du développement morbide, il est un fait qui semble dominer l'histoire des kystes mammaires : c'est l'influence exercée par l'activité fonctionnelle de la glande. Or, ces fonctions ne durent pas au delà d'un certain *âge*. Il est de règle de voir le carcinome débuter à une période avancée de la vie, tandis que les tumeurs relativement bénignes, au nombre desquelles se rangent les kystes, commencent le plus souvent leur évolution pendant que le système génital est en activité. Si on les observe plus tard, c'est qu'elles progressent avec lenteur ; en général, on trouve que leurs premiers symptômes remontent à plusieurs années. Cette loi, sans doute, n'a rien d'absolu ; et si l'adénome, comme le veut Cadiat, ne peut se comprendre qu'à l'âge où les acini sont encore susceptibles d'une hypergénèse physiologique, il faut reconnaître, cependant, que la période sexuelle se prolonge anormalement chez certaines femmes, ainsi que le prouvent les exemples d'ovulation et de lactation tardives. Aussi *l'erreur d'époque*, en vertu de laquelle les éléments glandulaires bourgeonnent sans y être incités par la grossesse, a-t-elle pour s'exercer une assez grande latitude.

Quant à établir l'âge moyen où ces tumeurs apparaissent, on ne peut le faire qu'à l'aide de statistiques peu nombreuses (Lebert, Velpeau, Birkett), et qui en partie se contredisent. Ainsi, d'après Birkett, elles sont plus fréquentes avant 30 ans, plus rares de 30 à 50. Mais d'autres auteurs les ont vues le plus souvent de 30 à 45 ans, sans trouver d'ailleurs une relation entre l'âge de la malade et la forme plus ou moins fibreuse, embryonnaire ou épithéliale du néoplasme. En résumé, les kystes se développent chez les jeunes filles et les femmes encore jeunes ; mais il est difficile de préciser davantage.

Si la *menstruation* donne lieu à quelques symptômes nouveaux dans le cours de la maladie, du moins ne semble-t-elle pas avoir d'influence sur son apparition. La tumeur se développe chez les femmes bien réglées ; quelquefois c'est après la ménopause. En tous cas, Velpeau est tombé dans l'erreur, quand il a supposé que certains troubles des fonctions menstruelles déterminaient dans le sein des poussées congestives et des épanchements interstitiels, aux dépens desquels se formeraient les kystes séro-sanguins et la tumeur adénoïde.

Puisque la *grossesse* éveille les fonctions glandulaires, il est naturel que les kystes soient plus fréquents chez les femmes qui ont eu des enfants. Mais on ne trouve aucune relation bien nette entre la grossesse ou l'accouchement et le début de la maladie ; une seule forme, le galactocèle, débute le plus souvent, mais non toujours, pendant la lactation ou au moment du sevrage.

Il faut oublier l'influence attribuée au *célibat*, c'est-à-dire au défaut d'activité fonctionnelle ; cette opinion ne repose que sur une assertion émise par Nélaton, et sur un relevé de Birkett, insuffisant pour avoir une valeur démonstrative.

Je me borne à mentionner les causes de rétrécissement des canaux galactophores qui peuvent amener la rétention des produits sécrétés et la formation de certains kystes simples : telles sont les inflammations diverses de la glande, et les malformations du mamelon signalées par Birkett. Je n'ai rien à dire de l'étiologie des kystes dermoïdes ou des hydatides vraies, encore moins de ces petits kystes multiples et inaperçus des mamelles en voie d'atrophie simple ou cirrhotique, qu'on n'étudie pas en clinique, et dont j'ai assez parlé en décrivant leur structure.

Causes traumatiques. — Celles-ci paraissent avoir gardé, depuis Velpeau, toute leur importance. Le coup porté sur le sein peut être une erreur de la femme, toujours désireuse d'expliquer sa maladie ; la violence extérieure peut avoir attiré son attention sur une tumeur qui déjà existait ; il arrive enfin que le traumatisme détermine un épanchement sanguin dans l'intérieur du kyste, et augmente ainsi son volume, sans être la cause première de son développement. Mais, d'autre part, l'origine irritative des tumeurs n'a rien qui ne soit acceptable ; un kyste par rétention est naturellement expliqué par le rétrécissement traumatique d'un conduit galactophore ; en fait, on observe assez souvent une relation étroite et indéniable entre la violence et l'apparition de la tumeur. Sans parler des hématomes que j'ai admis au début de ce travail, on voit, dans beaucoup de faits cliniques, les signes du mal succéder presque immédiatement à la cause, et siéger manifestement au point frappé (Obs. V).

KYSTES SIMPLES.

Deux points sont à noter dans l'histoire des kystes simples : d'une part, leur extrême rareté, d'autre part, l'impossibilité presque absolue d'affirmer *à priori* qu'ils sont essentiels, et qu'une tumeur n'est pas cachée derrière eux.

Kystes séreux et hématiques. — Les kystes séreux les plus simples, tels que Birkett les a décrits d'après douze observations, commencent insensiblement et sont découverts par hasard. Arrivés, pour ainsi dire, à leur période chirurgicale, ils donnent au doigt la sensation d'un corps ferme, résistant, globuleux, uniforme, qui semble circonscrit au milieu des lobes de la glande, ou proéminent à leur surface. Velpeau avait dit aussi qu'ils peuvent être situés dans l'épaisseur du parenchyme, ou bien entre les téguments et la glande. Le volume réel est très-difficile à juger; si on presse entre les doigts la tumeur et le tissu voisin, on est tenté d'en exagérer les dimensions ; mais en limitant le kyste avec l'extrémité seule de l'index, on prend une notion fort exacte de son étendue. Malheureusement, la fluctuation manque souvent, ou bien elle est très-difficile à percevoir. L'élasticité est au nombre des caractères utiles; mais Birkett signale avant tout la sensation d'un sillon qui séparerait la tumeur de la glande. Il n'a pas noté d'écoulement séreux par le mamelon. Le véritable critérium est la ponction exploratrice, qui donne issue à un liquide clair ou légèrement coloré, tel que je l'ai décrit plus haut. Cette évacuation suffirait, d'après l'auteur, à la guérison complète, et l'injection iodée ou vineuse, préconisée par Velpeau, ne serait pas toujours nécessaire. Quelquefois, ces tumeurs deviennent douloureuses, et le diagnostic en est d'autant plus difficile ; on a observé des symptômes inflammatoires, menaçant d'aboutir à la formation d'un abcès.

Chez les deux femmes dont le kyste par rétention était dû, comme je l'ai dit plus haut, à la présence d'une petite végétation endo-canaliculaire, la tumeur est aperçue par hasard, ou à la suite d'un coup porté sur le sein. Le chirurgien est consulté quand elle a le volume d'une amande, d'une noix ou d'un œuf de pigeon. Sa forme est conique ou pyramidale, sa surface régulière, sa base touche à la périphérie du sein. Elle se prolonge en s'effilant jusqu'au mamelon sous la forme d'un cordon dur qui atteint le volume d'une plume d'oie, et donne l'apparence d'un conduit galactophore altéré. La partie périphérique est globuleuse et fluctuante ; la peau est naturelle, souple et sans adhérences ; la poche kystique est mobile sur les parties profondes, et s'isole facilement pendant l'opération. Un signe remarquable est l'écoulement par le mamelon ; sans doute la végétation jouait le rôle d'une soupape, dont le jeu rend assez bien compte de la périodicité irrégulière observée dans l'issue du liquide. Peu abondant quand il est spontané, l'écoulement peut aller, sous l'influence de la pression, jusqu'à l'évacuation totale de la poche ; celle-ci disparaît alors, c'est un *kyste intermittent.* Le liquide est variable, clair comme de la synovie, rougeâtre ou crémeux, empesant la chemise. Pendant les règles, il est plus abondant et d'un jaune opaque ; après des mouvements répétés du bras, une exhalation nouvelle se fait dans la cavité, il coule du sang pur ou presque pur. Indolente le plus souvent, la tumeur est tendue, gênante à l'époque des règles, en même temps qu'elle augmente de volume et donne des picotements et des irradiations brachiales.

Les cavités parfaitement closes peuvent acquérir de grandes dimensions; témoin les deux observations de M. Duplay (Obs. III et IV). Chez l'une de ces deux femmes, la tumeur date de quinze ans, mais elle a pris rapidement, depuis une année, le volume du poing. Chez l'autre, le kyste a augmenté graduellement depuis trois ans ; il est plus gros que les deux poings, et s'étend depuis l'aisselle jusqu'au mamelon, qui est repoussé vers la ligne médiane.

A ce degré, la fluctuation est évidente, et on n'hésite pas sur la présence du liquide. Mais la nature de ce dernier est toujours incertaine. Dans les deux cas dont je viens de parler, le trocart donna issue à un liquide séro-sanguinolent ou semblable à du marc de café; la ponction seule permit de reconnaître ces caractères. La peau mince et violacée, dans l'obs. IV, pouvait les faire soupçonner, mais ne suffisait pas pour empêcher l'hésitation entre un kyste et un abcès froid. Velpeau avait déjà signalé la teinte livide et bleuâtre ; mais je ne veux pas m'étendre sur les tumeurs bosselées, d'aspect fongueux, à parois épaisses, qu'il a rangées parmi les kystes séro-sanguins sans productions nouvelles. J'ai dit également qu'il fallait douter du kyste simple dans un fait de Cruveilhier, où la poche occupait toute la région mammaire ; j'y reviens cependant, à cause de la coloration des téguments, qui semblait due ici à la nature du liquide, et faisait prévoir un contenu hématique. Cette mamelle énorme et partout fluctuante montrait une peau amincie, demi-transparente et bleuâtre comme celle qui recouvre certaines tumeurs érectiles ; le trocart fit sortir un liquide semblable au sang veineux.

Les grands kystes sont exposés aux complications inflammatoires, aux suppurations prolongées, aux trajets fistuleux. Dans l'obs. III, des douleurs surviennent longtemps après la ponction, le sein se tuméfie, une ouverture spontanée donne passage à un liquide purulent, et la peau sphacélée met largement à nu le fond du kyste. A part ces accidents, qui ont ici leur gravité commune, je n'ai pas besoin d'insister sur le pronostic relativement bénin des kystes simples.

Galactocèle et kystes butyreux. — J'ai indiqué la rareté du galactocèle, les conditions dans lesquelles il se présente, ses dimensions très-variables, quelquefois excessives. Une fois on l'a vu double, symétriquement placé dans chaque mamelle. Son siége est périphérique au début ; en grandissant, il peut glisser au-dessous de la glande et la soulever tout entière. Mobile, sans adhérence à la peau, indolente à la pression, un peu irrégulière et comme grenue à la surface, fluctuante ou rénitente, sillonnée par de grosses veines quand elle est volumineuse, la tumeur est gênante, mais ne fait pas souffrir, et acquiert seulement une certaine tension dans les cas où l'enfant continue à prendre le sein. Quelquefois l'apparition est brusque, ainsi que je l'ai dit, et le développement très-rapide ; il est insensible, au contraire, quand la maladie débute en dehors de la période où les fonctions de la mamelle sont exagérées. D'habitude, la marche est lente et la tumeur stationnaire, sans troubles fonctionnels ; une poussée nouvelle peut survenir à chaque grossesse, puis, la période de lactation finie, le kyste revient à ses dimensions premières.

Très-rarement on l'a vu disparaître après le sevrage. Le pronostic est bénin, et parfois même l'allaitement n'est pas entravé, à moins que la distension excessive de la poche n'amène la suppuration et la rupture.

J'ai laissé de côté les engorgements laiteux et les inflammations des nouvelles accouchées ; volontairement aussi, je n'ai pas dit un mot du galactocèle *par infiltration,* qui est une erreur, et de l'ampliation supposée du vrai kyste laiteux par l'issue du liquide hors de ses voies naturelles.

Mais comment faire le diagnostic? En l'absence du suintement laiteux par le mamelon, phénomène exceptionnel, et de l'apparition soudaine de la tumeur pendant l'allaitement, presque tous les signes ont un caractère négatif, et les renseignements fournis par la malade ne suffisent pas à formuler une opinion précise.

Les difficultés sont encore plus grandes, si les produits sécrétés sont devenus épais, ou si d'emblée il s'agit d'un *kyste butyreux.* En ce cas, la tumeur se développe sans aucun caractère, à la façon des produits solides. La masse est pâteuse, élastique, ou même dure ; cependant, si le contenu est particulièrement liquide, on peut à la rigueur trouver la fluctuation, à la condition de saisir la tumeur par l'un de ses diamètres entre le pouce et le médium de la main gauche, afin de la faire saillir, pendant qu'on déprime la partie culminante avec l'index de la main droite. Mais cela n'indique rien sur la véritable nature du contenu, et les commémoratifs sont de nulle valeur. Ce n'est qu'après l'incision que le diagnostic est posé, quand on voit sortir une matière blanchâtre, demi-liquide, ayant quelquefois une odeur de lait ou de fromage aigre, et dans laquelle on trouve du beurre, du sucre, des concrétions salines, phosphate et lactate de chaux, et des débris d'épithélium pavimenteux (1).

Plusieurs faits de ce genre sont mentionnés dans un travail récent (2), à propos d'un *kyste crémeux* du sein gauche, où l'erreur de diagnostic ne fut pas évitée. Je ne les reproduis pas en détail, car ils se ressemblent tous, et ne nous apprendraient rien de nouveau.

Deux variétés rares, que j'ai rangées parmi les *kystes indépendants,* doivent être ici mentionnées, sinon décrites.

Les *kystes dermoïdes* n'ont que des caractères négatifs. Dans le fait de Gerdy, le trocart avait ramené quelques grumeaux de matière sébacée, qui mirent sur la voie du diagnostic. Si la tumeur est profonde, si la peau est indemne et n'offre pas un point noir déprimé, vestige d'un follicule malade, la tumeur sébacée est fatalement méconnue jusqu'à l'intervention chirurgicale.

Que nous disent les auteurs au sujet des *kystes hydatiques?* Je ne ferai pas l'énumération des faits authentiques publiés depuis Lassus. Peu nous importe que, sur douze cas, la tumeur ait occupé sept fois le côté droit, et cinq fois le côté gauche (3). Le kyste parasitaire se développe avec lenteur, et se manifeste quand il a le volume d'un œuf de poule. Habituellement fluctuant et mobile sous la peau, il amène de la gêne dans les mouvements du bras, un sentiment de pesanteur et de tension dans la mamelle, parfois un peu de douleur à la pression. Son volume peut augmenter subitement sans cause appréciable, ou après un traumatisme. Dans un cas, la femme a pu allaiter sans

(1) Robert, *Conférences de clinique chir.*, 1860.
(2) Gillette, *Union méd.*, 20 juin 1878.
(3) *The Boston med. surg. Journal,* 14 janvier 1875.

inconvénient (Haussmann). On n'a jamais perçu le frémis-
sement hydatique; mais on a vu la suppuration et l'ouverture spontanée (Lauenstein). Dans une observation de
Le Dentu (1), la peau est adhérente en un point limité;
en même temps, on remarqué dans l'aisselle un engorgement ganglionnaire, purement inflammatoire; il n'en faut
pas plus pour donner le change et faire soupçonner un
cancer. Ici encore, c'est l'opération qui fait le diagnostic,
en donnant issue aux vésicules.

Les détails dans lesquels je viens d'entrer montrent
combien il est difficile de reconnaître un kyste simple. Et
d'abord, une poche à contenu parfaitement liquide peut
être assez dure pour faire croire à un fibrome (Obs. I).
D'autres fois, il n'y a pas de liquide; et, la présence du
kyste fût-elle admise, il faudrait eucore se demander si le
contenu est sébacé, butyreux, ou s'il s'agit d'un vieil
hématome. La fluctuation est-elle nettement perçue, on ne
sait encore si on trouvera du lait, du sang ou de la sérosité.
La question, il est vrai, n'a pas en elle-même une grande
importance, car la ponction fera cesser l'incertitude, et
fixera les indications. Mais un doute bien autrement grave
existera toujours en pareil cas; je l'ai déjà signalé, et je
tiens à y revenir avant d'aller plus loin.

On n'est, pour ainsi dire, jamais sûr d'avoir affaire à un
kyste simple. Qu'on ait décidé l'ablation, ou choisi un
traitement moins radical, il faut s'attendre à voir une
tumeur apparaître. Si souples que soient les tissus, si
mince que semble la paroi, toujours on doit craindre qu'un
produit morbide ne soit caché derrière. L'issue du liquide

(1) Le Dentu, *Gaz. méd.*, 1873, p. 17.

par la ponction peut donner sans doute, par l'affaissement complet des parois, quelque assurance sur l'intégrité des parties voisines ; mais les qualités du contenu n'ont jamais rien de probant, car on a tout vu dans les kystes lacunaires associés aux néoplasmes, sérosité, sang, lait, matière butyreuse. On a pu croire à la simplicité d'une poche liquide à la suite de son oblitération par l'injection iodée ; mais un kyste peut se laisser guérir à côté d'une tumeur bénigne, ainsi qu'on le voit nettement dans une observation intitulée par Velpeau lui-même « tumeur du sein avec kyste » (p. 375).

A vrai dire, nos jeunes micrographes ont exagéré quelque peu cette coïncidence pathologique. Les observations III et IV pourraient être, à ce point de vue, discutées. Dans la première, on croit d'abord à un sarcome kystique ; à la suite de la suppuration et de l'ouverture spontanée, une large ulcération laisse voir un fond grenu, mollasse, donnant la sensation d'une masse glandulaire. Pénétré de la rareté des kystes simples, le chirurgien soupçonne, et légitimement, la présence d'une tumeur sous-jacente ; il pense à un fibrome. Cependant, après huit jours de compression, l'induration était déjà fort réduite ; après huit autres jours, elle avait totalement disparu, il n'y avait pas trace de tumeur, la glande avait partout sa souplesse normale ; un petit nodule cicatriciel, qui n'atteignait pas les dimensions d'une noisette, remplaçait le kyste oblitéré. Dira-t-on que ce nodule est une tumeur ? ou supposera-t-on, comme le dirait certainement Cadiat, un néoplasme inaperçu, et caché au milieu d'une mamelle d'apparence absolument normale ? J'en dirai autant du second fait ; après la suppuration d'une énorme poche, il reste à peine un peu d'induration superficielle dans la partie externe du sein droit. On devait craindre une tumeur avant l'intervention, mais il me paraît bien difficile de la trouver après la guérison du kyste.

Ainsi, en dépit des efforts de l'histologie pour donner aux kystes mammaires une pathogénie uniforme, nous ne sommes pas autorisés à rayer les kystes simples. Mais, je le répète, ils sont devenus rares, et ne doivent pas être admis sans réserves, en l'absence d'un contrôle anatomique sérieux.

TUMEURS KYSTIQUES

Encore une fois, toutes les tumeurs du sein qui ne sont pas des carcinomes, sont kystiques de leur nature, et par une loi inhérente à leur développement ; les dilatations glandulaires s'y rencontrent toujours à une période quelconque de leur évolution. Mais, dans les tumeurs les plus jeunes, les kystes naissants ne peuvent être aperçus qu'à l'aide du microscope; d'autre part, dans certains fibromes ou adénomes vieillis, sclérosés, la masse est revenue sur elle-même, on y trouve encore des fentes interstitielles, mais les vrais kystes ont disparu, ou ne se sont jamais bien formés. Si j'ai dû, en traitant de la pathogénie, prendre les faits à leur début et montrer l'évolution totale, je ne dois pas, dans l'étude clinique, décrire indistinctement toutes les tumeurs du sein. La présence des kystes fournissant des symptômes au lit des malades, ou tout au moins facilement visibles sur une coupe du produit morbide, me servira de point de départ; j'ai à montrer, pour ainsi dire, la *période kystique* des tumeurs de la mamelle. A ce point de vue, trois espèces cliniques peuvent se rencontrer : dans la première, un kyste occupe la scène au moment de l'examen ; il attire seul l'attention, mais il cache une tumeur peu volumineuse ; dans la seconde, le néoplasme domine, mais une de ses bosselures est nettement fluctuante ou plus molle que les autres, et la présence du liquide est soupçonnée ou reconnue. Plus rarement enfin, une tumeur paraît entièrement solide, qui, après énucléation, montrera des ectasies bien formées, et méritera encore le nom qui sert de titre à ce travail. Cruveilhier avait bien vu « qu'un certain nombre de tumeurs fibreuses mammaires, qui paraissaient pleines au premier abord, étaient disposées en géodes. »

MARCHE CLINIQUE

En présence d'un kyste mammaire, le chirurgien peut être assuré qu'il n'assiste pas au début de la maladie. Il est rare, à moins de kyste simple, qu'il soit appelé à constater la présence du liquide dans une tumeur encore jeune et peu développée. L'observation X est intéressante à cet égard ; le néoplasme n'a pas dépassé le volume d'un œuf de poule, et, cependant, « il est formé d'une masse assez molle, au milieu de laquelle on trouve un point fluctuant. » Généralement, la tumeur kystique est déjà volumineuse, soit que le développement des kystes et celui du tissu morbide aient marché de front, soit qu'une tumeur stationnaire et de minime dimension ait reçu, par l'addition du liquide, un accroissement plus ou moins rapide.

Période initiale. — Les tumeurs franchement kystiques soumises à notre examen ont fourni une première étape, souvent très-longue, pendant laquelle tous les signes répondaient à la description classique de l'adénome. La femme était mariée ou fille, mère ou stérile ; il y a dix-huit mois, il y a quinze ans, elle a reçu un coup sur le sein, ou bien c'est le hasard qui lui a fait découvrir une petite tumeur, indolente à la pression, arrondie et mobile. Quelquefois, dès les premiers temps, elle éprouvait des sensations pénibles, ou même de véritables névralgies mammaires; quelquefois, le sein devenait plus dur, plus tendu au moment du flux menstruel. La tumeur était régulière, et tendait bientôt à s'isoler de la glande; sa surface était lisse, avec quelques bosselures légères, sa consistance ferme et élastique. Elle glissait sur les parties profondes et roulait sous la peau, qui n'avait contracté aucune adhérence avec le produit morbide. Parfois, un liquide muqueux ou sanguinolent coulait par le mamelon. Telles sont les origines du mal; tels sont les renseignements que donne la patiente ou les symptômes qu'ont vus d'autres médecins, et qui, à vrai dire, sont inséparables de l'évolution des tumeurs kystiques.

Période d'état. — Un jour, la maladie a pris une activité nouvelle. Après un traumatisme, à la suite de quelques phénomènes congestifs liés à la ménopause, ou encore sans motif appréciable, elle augmente rapidement dans l'espace de quelques semaines ou de quelques mois, et présente alors des *signes physiques* très-nettement accentués.

La tumeur est saillante, repousse la peau et déforme la région. Mais, qu'on y prenne garde, elle n'est pas diffuse; toujours lobulée et toujours mobile, parce qu'elle est enveloppée d'une capsule fibreuse, elle écarte les tissus autour d'elle, distend les téguments, refoule les restes de la glande qui lui sont adhérents ou s'en séparent nettement; mais, quelles que soient ses dimensions, elle est circonscrite, bien différente en cela du carcinome, qui ne s'enferme dans aucune barrière, envahit de proche en proche, et tue avant d'avoir grandi. Le cas du docteur Gherini, auquel j'ai fait allusion plus haut, et que je représente ici, est un bel exemple du volume que peut acquérir une tumeur kystique de la mamelle. Ce développement colossal, *in situ*, est un signe de bénignité relative.

C'est à partir du jour où la tumeur s'est lancée, qu'on voit les kystes apparaître. Des bosselures se forment à la surface, qui n'adhèrent pas à la peau, mais qui rendent la consistance de la région très-inégale. Les unes restent dures, chondroïdes, formées évidemment par le néoplasme; les autres, plus saillantes, recouvertes par une peau amincie, sont d'une grande mollesse ou manifestement fluctuantes. Quelques-unes ont grandi subitement, deviennent prépondérantes, et offrent un reflet bleuâtre. Si la poche est peu distendue, il arrive parfois qu'on peut déprimer la paroi antérieure au point de sentir les végétations intra-kystiques, sous la forme de masses dures, semblant tenir à la paroi profonde, et mobiles sous la pression des doigts. La peau est plus fine au niveau des bosselures, mais longtemps elle reste libre et inaltérée; seulement les veines se dilatent et sillonnent les masses volumineuses.

La tumeur continue à grandir; alors le mamelon s'étale, s'aplatit, plus rarement se retourne et disparaît, tant les bosselures deviennent saillantes autour de lui. Mais on peut, dans certains cas, relâcher les parties déformées au point de le faire saillir de nouveau, ce qui distingue nettement cette déformation de la véritable rétraction observée dans le carcinome. Celui-ci, en effet, s'attachant à la peau et aux conduits galactophores par des brides fibreuses rétractiles, attire le mamelon vers la profondeur,

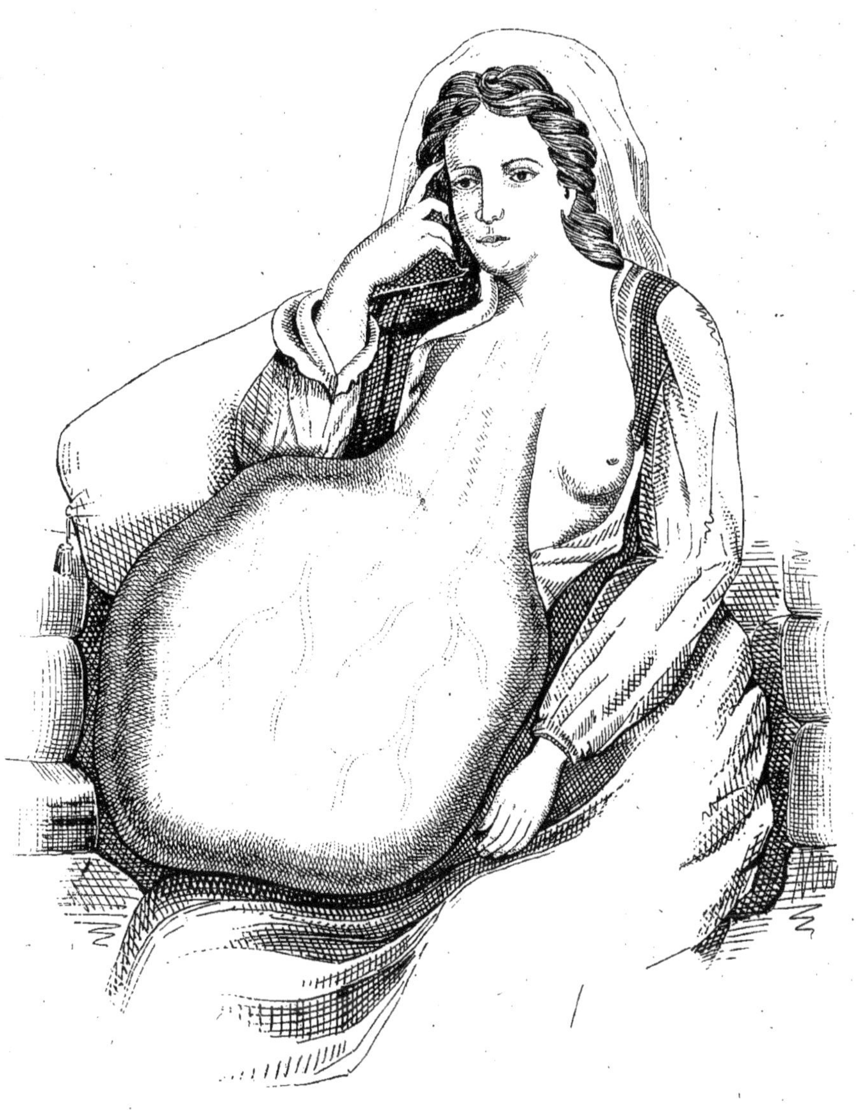

étouffe les canaux, tiraille le tissu, et transforme le tout en une série de dépressions et de tubercules irréguliers.

Un phénomène curieux, que j'ai déjà noté plusieurs fois dans les pages qui précèdent, mais qui offre ici son intérêt capital, c'est l'*écoulement séreux ou sanguinolent par le mamelon*, étudié d'abord par Ad. Richard (1).

C'est un signe qui disparaît souvent quand la tumeur est devenue très-volumineuse. Le liquide est de consistance variable, séreuse ou muqueuse ; il est clair, teinté par le sang, ou constitué par du sang presque pur. Rarement il est d'apparence laiteuse, bien que l'anatomie patholo- gique rende le fait admissible ; peut-être avait-il ce carac- tère dans l'obs. III. Souvent il est séreux ou blanchâtre au début, et devient ensuite sanguinolent. Sa quantité est très-minime, quelques gouttes par jour s'en échappent ; on n'observe guère, à moins de kystes volumineux inclus dans la tumeur, ces écoulements véritables que j'ai signalés dans certains kystes par rétention à marche intermittente.

Mais ce qui nous intéresse davantage, c'est la signification qu'il faut attacher à un pareil symptôme. Deux premiers faits s'en dégagent immédiatement : d'une part, le mal intéresse, à un titre quelconque, les éléments glandulaires ; d'autre part, les conduits excréteurs sont restés perméa- bles. Or, le travail morbide qui atteint les éléments peut être, au début de la néoplasie, une simple irritation de voisinage, qui amène la desquamation et le renouvellement rapides de l'épithélium ; on aurait le droit de comparer ce phénomène à la formation du colostrum, et de comprendre ainsi l'origine de quelques suintements d'apparence lai- teuse. Mais ce n'est pas là une théorie générale du symp-

(1) Ad. Richard, *Mémoire sur un symptôme négligé de certaines tumeurs du sein (Journal de Malgaigne,* 1852).

tôme en question ; sans aucun doute, le liquide vient ordinairement des ectasies commençantes ou achevées, qu'elles
siégent dans les acini ou dans les galactophores, et qu'elles
soient le résultat d'un travail d'hypertrophie vraie, ou d'une
dilatation mécanique, ou d'une prolifération épithéliale.
Il a d'autant plus de chance de se produire que les
dilatations occupent une région plus voisine des principaux
conduits, et que la tumeur s'est moins isolée du reste de
la glande. Enfin, sa composition est celle du contenu des
kystes : or, nous y avons vu les liquides les plus variés ;
et la présence du sang, à moins qu'un traumatisme n'en
ait provoqué l'exhalation, nous a paru en rapport avec la
structure vasculaire de certaines végétations.

Pouvons-nous tirer de ces faits des conséquences pro-
nostiques? La valeur de l'écoulement par le mamelon a été
fort discutée à ce point de vue. Ad. Richard en faisait un
signe de bon augure ; d'une façon générale, cette opinion
me paraît justifiée, mais il y a des réserves à faire. Un
écoulement séreux ou blanchâtre ne peut guère signifier
qu'une chose : la présence de dilatations cystoïdes dans
une tumeur dont le tissu est plus ou moins dense, et ne
fournit pas de sang. Par suite, on peut croire à une des
formes ordinaires de nos tumeurs kystiques, dont la bénignité sans doute n'est que relative, mais qui n'ont pas la
marche fatale du carcinome. On ne voit pas quelle disposition pourrait, dans une tumeur cancéreuse, fournir un
pareil suintement, à moins d'admettre, comme je le faisais
tout à l'heure, au début d'une néoplasie maligne, une
irritation de voisinage dans les culs-de-sac non encore
envahis. Est-ce du sang qui s'échappe? Ici encore, il n'y a
pas péril en la demeure. Le contenu sanguin des ectasies
n'a pas de valeur absolue ; il donne seulement à penser

que le tissu des végétations est très-vasculaire, comme on
le voit principalement dans les cas où le stroma interstitiel proliféré a revêtu la forme embryonnaire ou subi l'altération muqueuse. On aura le droit de supposer une
évolution plus rapide, une récidive plus imminente, mais
on n'abandonne pas l'idée d'une tumeur circonscrite;
encore la présence du sang n'éloigne-t-elle pas fatalement
l'hypothèse d'un tissu fibreux et d'allure stationnaire, et
c'est avant tout la marche du mal qu'on doit prendre en
considération. « L'issue du sang, dit le professeur Broca,
semble indiquer qu'il s'est produit une érosion ou
une sorte d'ulcération dans les cavités muqueuses, et que
le mal est disposé à suivre une marche plus rapide. Sur
une de mes malades, la tumeur s'est notablement accrue à
dater de ce moment, et est devenue le siége de douleurs
qui n'y avaient point encore paru (1). » Plusieurs de nos
maîtres ont ainsi trouvé dans le signe de Richard de vrais
motifs d'inquiétude. Et comme les tumeurs épithéliales
douteuses, dont j'ai parlé à diverses reprises, paraissent
être le siége d'une prolifération active d'éléments embryonnaires, nourris par des vaisseaux minces et fragiles,
sans doute il ne faut pas, en présence de l'écoulement,
se hâter de conclure à la bénignité. Cependant, un fait me
paraît certain : dans le carcinome vrai et confirmé, l'écoulement sanguin ne se voit pas plus que l'écoulement séreux;
il est naturellement empêché par la marche envahissante
du tissu nouveau, qui étouffe les acini, englobe les conduits principaux et les rend vite imperméables. Telle n'est
pas l'opinion de tous les auteurs; mais on a pu confondre
avec le carcinome des tumeurs mal caractérisées, clinique-

(1) Broca, Verneuil, etc., *Bull. de la Soc. de chir.*, 1855.

ment solides, contenant une prolifération épithéliale encore limitée par les canaux glandulaires, ou des kystes peu développés dont la présence ne se trahissait pas à l'extérieur.

En résumé, l'écoulement séreux ou sanguinolent n'a pas de signification bien nette; mais, le plus souvent, il annonce une de ces tumeurs où naissent des kystes par une loi d'évolution. En d'autres termes, sa valeur est aussi incertaine que la nature même de ces tumeurs est variable; mais, au demeurant, c'est plutôt un indice de bénignité relative.

Les *signes fonctionnels* m'arrêteront moins longtemps. La *douleur* est toujours attribuée au cancer, toujours niée à l'adénome. Cependant, certaines de nos tumeurs sont douloureuses; mais c'est, le plus souvent, à leur période initiale, avant d'être kystiques d'une façon apparente, qu'elles font souffrir la malade et donnent à l'occasion de véritables névralgies mammaires, avec irradiation à l'épaule et au bras. L'*état irritable* n'est pas facile à expliquer par les conditions du développement; il ne dépend pas de la nature des tumeurs, ainsi que l'a fait remarquer M. Broca. Pourquoi cesse-t-il ordinairement quand le néoplasme a augmenté de volume? Une tumeur kystique bien nettement accentuée est lourde, gênante et fatigue la malade; mais il est rare qu'elle s'accompagne de douleurs très-vives, à moins qu'une bosselure tout à coup remplie par le sang ne devienne le siége d'une tension excessive, ou que des complications inflammatoires ne transforment le kyste en un abcès chaud.

Déjà nous avons mis de côté l'opinion qui donne une part à la *menstruation* dans la genèse des tumeurs kystiques. Je n'ai qu'un mot à dire sur son rôle ultérieur. A l'époque des règles, il est assez fréquent de voir la mamelle plus tendue et plus sensible ; très-rarement, au contraire, l'écoulement cataménial s'accompagne d'un soulagement marqué. Enfin, la *grossesse* intervenant peut donner une poussée nouvelle au produit morbide. L'influence de cette cause physiologique ressort nettement d'une observation rapportée par le professeur Desgranges (1).

Pendant la période que je viens de décrire, l'*état général* est satisfaisant. La femme est un peu affaiblie, son moral est plus ou moins affecté par une tumeur ancienne et volumineuse, mais elle n'est pas cachectique ; il n'y a pas trace de diathèse ou d'infection ; les *ganglions axillaires* sont épargnés. Ce dernier point m'occupera de nouveau quand je parlerai du pronostic.

Période ultime. — Après une durée plus ou moins longue, le mal prend enfin une tournure décisive ; d'une façon ou de l'autre, il aboutit à l'intervention chirurgicale.

La suppuration envahit quelquefois les kystes, sous l'influence des traumatismes, des frottements réitérés ; la malade se présente à nous avec des signes d'inflammation vive : la peau est adhérente, l'abcès va s'ouvrir, ou déjà elle porte un trajet fistuleux qui plus tard donnera passage à des masses végétantes. Mais l'issue de ces dernières est souvent amenée par un autre mécanisme, dernier terme de l'évolution naturelle que présentent les tumeurs kystiques de la mamelle.

D'après l'ensemble des faits connus, le tissu morbide n'envahit pas les téguments comme le fait le carcinome,

(1) Desgranges, *Leçons de clinique chirurgicale*, 1867.

ou du moins, ce phénomène est très-rare, et ne se produit guère que dans les formes les plus molles et les plus végétantes. Habituellement la peau, simplement distendue, s'enflamme à la longue et devient adhérente au niveau des bosselures principales, solides ou kystiques; sans être intéressée directement par la néoplasie, elle se mortifie et s'ulcère, des plaques de gangrène plus ou moins étendues s'éliminent, et mettent largement à nu le tissu morbide. Alors, à travers cette ulcération apparaissent de gros bourgeons charnus, des masses fongueuses, qui représentent les lobes de la tumeur ou les végétations saillantes à l'intérieur des kystes. Suivant leur contenance, les portions exubérantes du néoplasme grandissent plus ou moins à l'extérieur, et saignent plus ou moins facilement. Leur caractère essentiel, celui qui les distingue le mieux des champignons cancéreux, c'est d'être nettement pédiculées; la partie rétrécie qui traverse l'orifice cutané est facilement circonscrite et n'adhère pas aux lèvres de l'ulcération; en la contournant, le stylet pénètre à l'intérieur du kyste.

Arrivée à ce point, la maladie a plusieurs issues. « On a vu, dit le professeur Broca, une inflammation gangréneuse s'emparer des couches de la tumeur mises à nu au fond de l'ulcère; mais je ne connais pas d'exemple où l'élimination ait été totale et suivie de cicatrisation. » Cette terminaison heureuse s'est montrée chez une malade du docteur Delamarre, citée par MM. Labbé et Coyne. Un cas intéressant du professeur Azam, de Bordeaux, mais qui ne démontre pas l'élimination totale, peut être ainsi résumé : incision d'un kyste volumineux, issue et chute spontanée d'une grosse masse adénoïde; drainage et détersion de la cavité morbide; guérison complète (1). Plus

(1) Azam, *Élimination spontanée d'un adénome du sein* (*Gaz. des hôp.*, 1867).

souvent, la vie est compromise par la production incessante et la rétention du pus dans les anfractuosités du kyste et des végétations ; la malade est exposée à mourir d'érysipèle ou d'infection putride.

Mais quelle que soit la gravité de cette période ultime, les dangers qui menacent la vie ne semblent pas tenir à la nature même du néoplasme ; il n'y a pas apparence de dyscrasie spécifique ; les ganglions sont indemnes, et l'altération de la santé, qui survient à la longue, dépend de l'étendue des lésions locales et de l'abondance de la suppuration. Il faut faire cependant quelques réserves : il y a des tumeurs dont le stroma sarcomateux franchit à un moment donné la capsule d'enveloppe, se diffuse et prend le caractère infectieux ; et Virchow a donné quelques exemples de tumeurs viscérales secondaires. Cette généralisation, d'ailleurs si rare, paraît se faire en dehors des voies lymphatiques, puisqu'on n'a pas vu, en pareil cas, d'engorgements ganglionnaires dans l'aisselle. Néanmoins l'évolution du mal est ici voisine du carcinome ; tant il est vrai que nos divisions théoriques n'arrivent jamais à l'exactitude absolue.

Pour mieux fixer les idées, je vais montrer comment la marche du cancer vrai se distingue en général de celle que j'ai attribuée à l'ensemble des tumeurs kystiques. Je chercherai ensuite si l'évolution de ces dernières est toujours uniforme, si leur pronostic et leur fin sont toujours les mêmes, ou s'il n'y a pas lieu d'établir des catégories.

DIAGNOSTIC.

Un paragraphe qui porte ce nom peut être allongé ou raccourci à volonté ; rien n'est plus facile que d'y introduire un grand nombre de faits. J'estime que la vraie question clinique n'est pas ainsi disséminée, et je laisse aux traités complets les comparaisons interminables. Aussi bien, la tumeur imaginaire, le névrome, le lipome, les tumeurs syphilitiques, scrofuleuses ou ostéoïdes ne peuvent guère se confondre avec les tumeurs kystiques. Je ferai une exception en faveur de l'hypertrophie générale, en songeant aux énormes dimensions que prennent quelquefois les kystes mammaires. Un signe qui manque rarement dans l'hypertrophie à la seconde période, au dire de Labarraque, est la fausse fluctuation. Quand on saisit la mamelle à pleines mains, et qu'avec un doigt on lui imprime un brusque mouvement, on la voit trembloter comme ferait une masse de gelée. Ce phénomène est parfois si prononcé, que plusieurs praticiens n'ont pas hésité à plonger un bistouri dans le sein pour aller à la recherche d'un liquide.

Toutes ces raretés pathologiques ne figurent à bon droit que dans une étude générale des néoplasmes de la mamelle. Au contraire, une question qui nous intéresse parce qu'elle est journellement posée au lit du malade, est la suivante : S'agit-il d'un cancer, ou d'une tumeur relativement bénigne et qui laisse de l'espoir? C'est là le point essentiel auquel je dois m'arrêter.

Je reviens aux trois espèces cliniques dont j'ai donné plus haut l'indication sommaire. Un kyste, assez volumineux et nettement reconnaissable, occupe la scène, et la présence d'une tumeur, toujours probable en pareil cas, reste douteuse ; ou bien celle-ci apparaît seule, peu développée, d'apparence entièrement solide ; ou bien encore le néoplasme, bien détaché, avec des bosselures plus ou moins saillantes, montre à la fois une ou plusieurs poches liquides et un tissu nouveau qui leur sert de substratum. Le jugement n'est pas également difficile dans ces trois variétés.

Le premier cas permet d'hésiter entre une tumeur et un kyste simple, et j'ai dit plus haut ce qu'il faut en penser; mais le carcinome ne doit pas être mis en question, car il n'a jamais une allure aussi nettement kystique.

Dans le second cas, le diagnostic peut rester en suspens. Les kystes n'étant pas visibles à l'extérieur, aucune fluctuation n'étant perçue à l'examen le plus méthodique, on a cependant quelques indices : la malade n'est pas très-âgée, la tumeur siége de préférence dans la moitié externe de la glande, elle s'en détache facilement, elle est mobile sur les parties profondes et glisse sous les téguments, tandis que le carcinome apparaît plus tard, naît indifféremment sur tous les points, fait corps avec les tissus ambiants et adhère promptement à la peau. Un signe précieux est l'écoulement de sérosité pure ou sanguinolente par le mamelon, dont j'ai dit la valeur en même temps que je décrivais ses caractères, afin de n'en pas scinder l'étude. Quand la tumeur n'est pas devenue franchement kystique, il annonce ordinairement qu'elle contient des ectasies glandulaires en voie de formation; il n'exclut pas l'idée d'un travail fâcheux à l'intérieur des cavités, mais il permet de croire à une tumeur circonscrite ou peu envahissante, et empêche de songer à un vrai carcinome, étouffant les lobules et les conduits.

Troisième cas : La tumeur est bosselée, partiellement fluctuante. On a, pour asseoir le diagnostic, une série de symptômes généralement précis. Encore peu développées, les nodosités cancéreuses sont uniformément dures; celles de la tumeur kystique sont de consistance inégale, très-molles au niveau des poches liquides; encore une fois, un vrai kyste bien nettement reconnu n'appartient pas au cancer vrai. Cependant, si une tumeur encéphaloïde prend un grand développement, quelques-unes de ses bosselures peuvent se modifier, ou l'ensemble du tissu devenir moins dense; parfois même une hémorrhagie interstitielle y produit un kyste hématique, ou le ramollissement du tissu un kyste régressif, et la fluctuation franche apparaît. Mais la poche accidentelle n'est pas bien arrondie, ses contours ne sont pas réguliers; et surtout, d'autres phénomènes d'une signification non douteuse dominent la situation à cette époque, et préviennent généralement toute erreur.

En effet, de bonne heure le carcinome envahit la peau, l'infiltre et la rend violacée; elle devient chagrinée, et ressemble à une peau d'orange. Au contraire, la tumeur kystique la plus volumineuse et la plus ancienne peut encore la respecter. Sur les bosselures principales, elle est prodigieusement distendue, lisse et amincie, mais on peut la faire glisser sur le néoplasme; c'est à la longue qu'elle s'enflamme et s'ulcère. Il est seulement quelques variétés rares, où le tissu nouveau l'envahit, et c'est alors que toutes les règles du diagnostic deviennent insuffisantes, et que le meilleur clinicien peut se trouver en défaut.

Le mamelon est souvent rétracté par le cancer, il est quelquefois déformé par la tumeur kystique; j'ai dit en quoi diffèrent ces deux phénomènes. La tumeur diffuse gagne les voies lymphatiques et engorge promptement les ganglions; la tumeur circonscrite les épargne, alors même que l'ulcération s'est produite. Cependant, on peut voir survenir dans l'aisselle une adénite bénigne, purement inflammatoire, suffisante à l'occasion pour laisser l'opinion en éveil. La tumeur kystique est longtemps stationnaire, elle augmente un jour subitement, et par secousses; la conservation de la santé générale contraste avec la cachexie cancéreuse. Après l'ulcération, l'issue des masses végétantes ne doit pas tromper un œil exercé : dans la tumeur kystique, un champignon énorme peut s'étaler au dehors, mais toujours il est pédiculé, sans adhérence au pourtour de l'orifice cutané. Le bourgeon cancéreux, au contraire, consécutif à l'envahissement de la peau, et non à sa perforation par gangrène, est sessile au niveau de la perte de substance; il fait corps en même temps avec le néoplasme et avec les téguments voisins, et la peau n'est pas décollée à son pourtour.

Il est bien entendu qu'un squirrhe atrophique ne prêtera pas à l'erreur; les symptômes et l'évolution des tumeurs kystiques, à la période que j'étudie en ce moment, n'ont de ressemblance possible qu'avec ceux de l'encéphaloïde.

Quelques lignes empruntées aux leçons cliniques du professeur Desgranges achèveront de mettre en lumière les principaux traits du diagnostic. Une femme de cinquante ans porte au sein une tumeur dont le début remonte à vingt-cinq ans, et qui présentait à cette époque le volume d'une petite noix. D'abord très-mobile, cette tumeur a contracté, au bout de plusieurs années, des adhérences avec la peau, mais seulement dans un point très-limité à la partie externe. La femme s'est toujours bien portée ; son état général est encore excellent. On est frappé du grand volume de la tumeur, de ses bosselures, de sa teinte violacée par places, et des grosses veines qui la sillonnent; un examen superficiel ferait croire à un encéphaloïde. Mais, en regardant de plus près, on voit qu'elle offre une base rétrécie ; elle adhère à la peau, mais non d'une ma-

nière uniforme; celle-ci est tiraillée, distendue, amincie.
Pas d'adhérences avec les parties profondes; la tumeur est
assez mobile sur sa base. Dans les endroits qui correspondent aux bosselures, il existe une fluctuation manifeste,
révélant un liquide enfermé dans des kystes, et la teinte
violacée des téguments permet d'avancer que le contenu
est une sérosité roussâtre, dont la couleur est trahie par
l'amincissement de la peau. Dans les points qui ne sont
pas fluctuants, la consistance est ferme, élastique, adénoïde. Sur la périphérie, on ne voit pas de nodules cutanés
indurés; le mamelon n'est pas rétracté; à la partie interne
se retrouve une portion de la glande, restée complétement
étrangère à la tumeur. L'examem des ganglions axillaires
et sus-claviculaires ne fournit que des résultats négatifs.
En présence de tous ces caractères et de la prodigieuse
indolence du mal pendant vingt-cinq ans, l'idée d'un
cancer est inadmissible; il s'agit d'une « hypertrophie
kystique ». Il est rare que ces masses atteignent un grand
volume sans renfermer des kystes. La présence de ces derniers est assez constante pour en faire un précieux caractère de diagnostic entre les hypertrophies glandulaires
volumineuses et le cancer encéphaloïde.

PRONOSTIC

Malignité locale. — Jusqu'ici, je n'ai pas appelé *bénignes* les tumeurs kystiques de la mamelle; j'ai toujours
parlé de bénignité relative. En effet, il est de toute évi-
dence qu'un bon nombre d'entre elles sont des maladies
graves, et c'est un abus de langage que d'appeler bénin
tout ce qui n'est pas infectieux à la manière du carcinome.
S'il est vrai que plusieurs espèces ont une longue durée

et n'amènent pas volontiers d'accidents redoutables, cependant, dès que la tumeur a subi une évolution kystique appréciable, elle a perdu, par cela même, la bénignité absolue des adénomes classiques. Je veux bien que la suppuration d'un kyste ou l'établissement d'une fistule soient un accident banal, sans analogie avec la gravité spéciale des néoplasmes, et qu'en les voyant on ne cesse pas d'appeler bénigne la tumeur sous-jacente. Mais il y a une série de phénomènes qui relèvent de cette dernière et qui en font une affection sérieuse par elle-même, c'est la tendance à perforer les téguments pour végéter au dehors; et cette tendance appartient même aux formes les plus *adénoïdes*.

« Ces tumeurs, dit le professeur Desgranges, peuvent rester pendant fort longtemps avec leurs caractères régulièrement hypertrophiques, et prendre quelquefois, sans cause connue, un accroissement rigide et menaçant. Trop souvent, le chirurgien lui-même est la cause involontaire de ces métamorphoses redoutables. Enlevez partiellement de pareilles tumeurs ; contentez-vous de les cautériser, sans vous attacher à emporter tout le mal, et vous verrez, sous l'influence de ces causes si puissamment excitantes, des modifications rapides se passer dans la trame pathologique. L'irritation formative recevra une impulsion nouvelle, et non-seulement la plaie de l'opération pourra ne pas se cicatriser, mais encore devenir bourgeonnante et fongueuse. Les culs-de-sac glandulaires que vous aurez imprudemment ouverts laisseront proliférer au dehors leurs contenus épithéliaux. Peu à peu, les caractères du néoplasme se modifieront; le tissu s'éloignera davantage du type normal; l'hyperplasie atteindra son maximum d'activité, et, finalement, vous aurez affaire à des tumeurs volumineuses, envahissantes, bourgeonnantes, très-vasculaires, qu'au point de vue clinique vous serez obligé de ranger parmi les plus redoutables des cancers. »

Ces quelques phrases résument parfaitement la question du pronostic. Mais il faut ajouter que la malignité de nos tumeurs est presque toujours une *malignité locale*. Il faut dire aussi que leur évolution varie dans une certaine mesure, et suivant leur constitution intime. Je ne veux rien exagérer. Si j'avais à traiter des tumeurs du sein dans leur ensemble, je montrerais leur bénignité souvent absolue pendant toute la période initiale, qui peut être fort longue et durer sans augmentation jusqu'à l'intervention chirurgicale, ou même, au lieu d'aboutir à l'évolution kystique, mener progressivement à l'atrophie sclérotique, à la condensation spontanée du tissu morbide, peut-être à sa disparition complète. J'opposerais cette marche rassurante des petits adénomes ou des petits fibromes à celle des formes plus molles et plus rapides. Mais, ayant en vue les tumeurs franchement kystiques, je dois reconnaître qu'arrivées à cette période, elles ont beaucoup de traits communs et peu de signes qui les distinguent. En présence d'un kyste mammaire, il est bien difficile d'affirmer la nature du tissu caché derrière lui ; car, avec le stroma le plus dense et le moins envahissant, la tumeur peut acquérir un grand volume, et donner lieu à des accidents locaux. Aussi n'ai-je pas cherché plus haut à fixer les termes d'un diagnostic différentiel ; c'est ici que je veux indiquer les différences qui séparent les variétés principales, car cette face de la question est liée à l'étude de certains points ardus et toujours intéressants du pronostic des tumeurs, dont je devrai dire un mot malgré leur caractère de généralité.

C'est dans les tumeurs dont le stroma conjonctif est adulte, appelez-les fibromes ou adénomes avec prédomi-

nance du tissu fibreux, que l'évolution est surtout bénigne. C'est alors que la phase non kystique a duré le plus
longtemps. Le développement ultérieur peut être lent,
progressif ; de nouvelles bosselures s'ajoutent, une d'entre
elles devient fluctuante ; mais la masse totale est de moyen
volume ; la peau est naturelle ; les parties dures sont
très-limitées, presque masquées par la poche liquide.
L'augmentation, surtout quand elle a lieu par poussées,
est due à l'exhalation du liquide plus encore qu'à la prolifération du tissu. D'autres fois, cependant, mais à la
longue, le volume de la masse néoplastique devient extrême. C'est aussi à la longue, et à regret pour ainsi dire,
qu'il se produit des fistules suppurantes, des ulcérations
de la peau et des bourgeons extérieurs.

Mais il n'est pas rare de voir le même tissu morbide
prendre une autre allure, parce qu'il a subi spontanément
une modification profonde. En effet, le plus grand nombre
des observations démontre que la tumeur, longtemps stationnaire, est devenue volumineuse et franchement kystique dans un court espace de temps, quelquefois même
avec une effrayante rapidité. Témoin le fait de M. Guyon
et celui de M. Le Fort (obs. VII et VIII). C'est ainsi que
débutent la plupart des tumeurs végétantes, auxquelles
bien des auteurs conservent le nom d'adénomes, mais que
souvent aussi on appelle des cysto-sarcomes, au sens
propre du mot. Peu m'importe que l'impulsion morbide
vienne des culs-de-sac, de leur épithélium ou du tissu
interstitiel ; le fait est qu'en pareil cas le stroma du néoplasme est embryonnaire. J'ai signalé déjà l'association des
tissus conjonctifs jeune et adulte ; il importe de savoir que
le premier a souvent pour point de départ un noyau dense
et fibreux, souvent très-ancien.

D'autres fois, le stroma est embryonnaire ou myxomateux dès le début. Alors l'évolution est moins lente et se fait d'une seule tenue ou par secousses plus rapprochées. Pour en avoir une idée, il suffit d'exagérer les termes de la description commune et de rassembler tous les éléments de la malignité locale. La masse devient promptement énorme ; le tissu morbide rompt sa capsule fibreuse et s'étale dans la région ; la peau est plus vite altérée, quelquefois même directement envahie ; les fongosités extérieures sont plus développées, plus molles, plus saignantes. Il est bien naturel qu'on ait rapproché de pareils exemples du carcinome vrai, bien naturel aussi qu'on puisse être embarrassé pour établir un pronostic précis. Toutefois, les tumeurs kystiques les plus analogues au cancer s'en distinguent encore par l'intégrité ordinaire des ganglions et l'absence de l'infection générale, sauf les réserves que j'ai déjà faites, et celles auxquelles je serai amené tout à l'heure.

Récidive. — La tendance à la récidive appartient à toutes les variétés, mais elle est naturellement plus marquée dans les formes les plus molles, les plus embryonnaires. Si une tumeur kystique à stroma fibreux récidive, le nouveau produit peut revêtir exactement la forme de l'ancien, comme le prouve une observation du docteur Notta, de Lisieux (Labbé et Coyne). D'autres fois, c'est un tissu plus envahissant et franchement sarcomateux qui naît au lieu et place du premier ; la marche du mal en est plus prompte et plus menaçante. On voit quelquefois des récidives nombreuses, et ces repullulations successives, si graves qu'elles soient par elles-mêmes, prouvent la bénignité relative et l'absence d'infection générale.

On observe certainement, dans les tumeurs kystiques de la mamelle, les deux procédés de récidive que M. Broca définit : récidive *par repullulation,* ou *par continuation* (1). En effet, après une ablation totale, qui n'a laissé aucune trace du produit morbide, le mal se reproduit encore : c'est-à-dire que de nouveaux lobules de la glande sont pris à leur tour, et au même titre que les premiers. Il y a comme une *diathèse locale,* qui donne une impulsion nouvelle aux éléments voisins; ou, comme on l'a dit encore, c'est l'*influence de la région* qui se fait sentir. En pareil cas, les observations démontrent que la nouvelle tumeur contient des lacunes, des ectasies et des végétations papillaires comme la précédente, ainsi qu'on le voit chez une malade à qui A. Richard extirpa onze récidives, en enlevant chaque fois de trois à dix kystes (2). La récidive par continuation est tout autre : elle est due à ce qu'on a fait l'énucléation simple, en laissant un pédicule suspect; ou bien, en pratiquant l'ablation partielle de la glande pour une tumeur dont le stroma sarcomateux s'était déjà diffusé, on a laissé dans le voisinage quelques noyaux de tissu embryonnaire, dont l'évolution suit son cours. Les tumeurs secondaires nées par ce procédé montrent quelquefois les éléments du sarcome, sans aucune trace d'acini glandulaires ni d'ectasies commençantes; c'est le stroma qui a proliféré pour son compte. Or, les deux formes anatomiques que je viens d'analyser ont servi d'arguments aux deux théories principales : les uns, avec Ranvier et Cornil, disent que l'absence des éléments glandulaires au sein des tumeurs nouvelles prouve leur indifférence primitive, et l'activité propre du tissu conjonctif : les autres,

(1) Broca, *Traité des tumeurs,* t. I.
(2) Soc. de chir., 13 février 1861.

avec Robin et Cadiat, voient dans la forme opposée la preuve que l'hypertrophie glandulaire est le point de départ authentique, et admettent sans coup férir la récidive de l'adénome proprement dit. Pourquoi les tumeurs homologues ne pourraient-elles pas récidiver sur place? La tendance à repulluler *in situ* appartient aux formations les plus bénignes, aussi bien qu'aux espèces les plus graves.

Transformation des tumeurs. — Une autre question que je puis effleurer seulement est celle de la transformation des tumeurs. En voyant un nodule, d'abord insignifiant, prendre subitement un développement rapide, ou un néoplasme bien limité se reproduire après l'ablation, végéter à l'extérieur, se diffuser au loin, on a pensé que la nature même du mal avait pu changer, qu'il s'était fait une modification radicale dans le mouvement pathologique. Je pense que, dans l'état de la science, une semblable question ne peut être jugée sans appel; mais, pour mon compte, je ne crois guère à la transformation; il me semble difficile d'admettre qu'un tissu pathologique déterminé puisse revêtir franchement la forme d'un tissu différent, relevant d'une autre diathèse, locale ou générale, et qu'une tumeur de la série épithéliale puisse devenir une tumeur de la série conjonctive. En d'autres termes, je ne confondrais pas avec une transformation véritable un changement d'allure dans la maladie.

« Bien qu'à leur début, dit A. Cooper, les tumeurs n'aient aucun caractère de malignité..., cependant, si elles persistent jusqu'à l'époque de la cessation des règles, elles peuvent quelquefois devenir le siége d'un travail nouveau et subir une dégénération de nature cancéreuse. »

Rien ne prouve, dans ces paroles, que A. Cooper n'ait pas confondu les caractères de la malignité locale avec ceux du cancer, et le changement d'allure du néoplasme avec les indices d'un travail morbide entièrement nouveau.

Nous aurions beaucoup à répondre aux partisans de la transformation, et nos arguments seraient pris aux fidèles de l'adénome comme aux admirateurs du tissu conjonctif. Une tumeur a gardé pendant dix ans le volume d'une amande; tout à coup, dans l'espace d'un mois, elle devient grosse comme la tête d'un adulte. Ou bien encore, on l'enlève pendant la période initiale, et l'examen direct fait conclure à l'adénome ou au fibrome pur; elle récidive, et la tumeur secondaire grandit et s'étale avec rapidité. La maladie a-t-elle changé de nature? Je ne le crois pas. C'est à l'époque où elle s'est lancée, qu'elle est devenue kystique; or, la présence des cavités glandulaires éloigne l'idée d'une tumeur franchement maligne, qui étouffe le tissu propre et oblitère les canaux. Que s'est-il passé, à tout prendre? D'une part, le liquide s'est accumulé; d'autre part, le stroma est entré en prolifération active. Le noyau primitif était dense, fibreux, adénoïde, les masses qui s'y ajoutent sont embryonnaires. Les cellules rondes et fusiformes sont les jeunes éléments du tissu conjonctif; elles dérivent du noyau primitif, elles en sont la descendance; l'enfant a des allures plus vives que son père, et voilà tout. Tenez-vous à l'adénome? Vous direz que la néoplasie glandulaire est toujours la même et relève de la même cause intime, quelle que soit la jeunesse ou la densité du stroma dont elle provoque la formation autour d'elle. Préférez-vous la théorie conjonctive? Vous direz que les tissus jeunes et adultes sont au fond de même nature; à l'occasion, vous reprocherez aux partisans de l'adénome d'avoir désigné comme telle, après ablation, une tumeur qui déjà était un sarcome, et qui n'a pas eu à se modifier profondément pour devenir envahissante.

Reste un dernier point, le plus obscur dans l'histoire si ardue des tumeurs kystiques de la mamelle. J'ai dit que certaines variétés avaient l'apparence d'épithéliomes encore contenus dans les canaux; quelques-uns même nous ont montré des cellules déjà infiltrées dans la trame conjonctive. De telle façon qu'il faut, dans la mamelle, admettre des tumeurs épithéliales bien caractérisées. Or, sans adopter dans toute sa rigueur la généralisation proposée par Malassez, on peut croire qu'un certain nombre d'entre elles, surtout les formes sans infiltration, végètent quelquefois à l'intérieur des canaux galactophores et viennent se ranger dans la classe de nos tumeurs kystiques. N'y a-t-il pas là, au point de vue clinique, les éléments d'une *tumeur intermédiaire* entre les formes bénignes et malignes, d'une tumeur qui respectera les ganglions tant que l'épithélium n'aura pas rompu ses canaux, mais qui, dans le cas opposé, donnera un commencement de métastase, et fera douter si on se trouve en présence d'une affection bénigne, franchement maligne ou en voie de transformation. Cette variété intermédiaire correspondrait sans doute aux tumeurs kystiques par hasard accompagnées de ganglions; en effet, l'engorgement axillaire ne manque pas toujours; il peut être banal et purement inflammatoire, mais il peut avoir aussi d'autres allures. Ici encore, il ne s'agit pas d'une transformation de la tumeur au sens propre du mot; c'est une phase nouvelle dans son évolution. Épithéliale à son origine, elle l'est encore à une période avancée; mais c'est le propre des épithéliomes infiltrés de gagner les voies lymphatiques, et c'est un abus de langage d'appeler bénignes les tumeurs, si limitées qu'elles soient au début, qui peuvent prendre à un moment donné cette allure envahissante.

Un dernier mot. Dans toutes les tumeurs de la mamelle on peut trouver des kystes; mais il en est qui forment un groupe naturel, et où la présence des ectasies d'origine glandulaire est un caractère essentiel, une loi d'évolution. Sur le terrain de l'anatomie pathologique, j'ai démontré qu'en général ce qui n'est pas un carcinome est une tumeur kystique à un moment quelconque de son évolution; le groupe que j'étudiais comprend donc, à ce point de vue, toutes les tumeurs bénignes. Sur le terrain clinique, j'ai dû établir au contraire qu'une tumeur franchement kystique est une tumeur qui a déjà grandi, dont les éléments glandulaires ou conjonctifs tendent à végéter, et qui dès lors a perdu les caractères de la bénignité absolue. Elle est douée presque toujours d'un certain degré de malignité locale, parfois tellement prononcée qu'on peut la confondre avec le carcinome. Cependant, si nous mettons à part les formes douteuses et intermédiaires, la maladie n'est pas au-dessus de nos moyens d'action, et souvent, comme je vais le dire, la chirurgie en triomphe.

TRAITEMENT

Je n'ai pas à exposer la thérapeutique générale des tumeurs de la mamelle, ni à discuter les méthodes et les procédés d'exérèse. Si j'essaye de résumer en quelques mots tout ce qu'on doit savoir et retenir sur le traitement des kystes, c'est qu'ici se présente et s'impose une déduction pratique de tout ce que j'ai dit sur l'évolution et le diagnostic de ces tumeurs.

Presque toujours, on doit traiter les kystes mammaires comme les autres tumeurs bénignes ou relativement bénignes. Telle est la conclusion à laquelle s'est arrêté Billroth, et que nous trouvons formulée dans la plupart des travaux récents.

Alors même qu'il est unique, le kyste est le plus souvent une portion accessoire de la néoformation pathologique. Les moyens qui s'adressent à lui seul pour l'oblitérer, n'atteignent que la partie la moins essentielle du mal, sinon par son volume, du moins par sa valeur nosologique et pronostique; car ce n'est pas d'elle que dépendent les chances d'accroissement ultérieur et de récidive. L'hyperplasie des éléments de la glande ou de son tissu conjonctif, la production fibreuse ou sarcomateuse, de bonne ou de mauvaise nature, subsiste et ne peut avoir reçu qu'une incitation nouvelle des tentatives dirigées contre le kyste.

Ce dernier est-il simple en réalité, la guérison pourra se faire par les moyens employés contre les kystes en général. Mais encore faudrait-il avoir reconnu sa véritable nature, et exclu l'idée d'une production complexe. Or, j'ai dit à quel point le diagnostic est mis en défaut par les apparences, et combien il est difficile d'émettre un jugement précis. On a compris également que, d'après certaines théories, le kyste le plus simple est déjà un adénome, et peut, par une transition naturelle, devenir un cysto-sarcome, de telle façon « qu'il y a tout lieu de craindre, même en présence d'un petit kyste isolé, le développement de la tumeur la plus volumineuse » (Cadiat). Aussi doit-on répéter que les indications, en pareille occurrence, ne sont pas celles des kystes en général, mais bien celles des tumeurs solides.

Par suite, je ne dirai qu'un mot d'une série de moyens qui ont eu et devaient avoir leurs succès, mais qui ont essuyé nombre de revers dont bien peu certainement nous sont connus. Dans les cas exceptionnels où on a pu reconnaître un *kyste séreux simple,* à parois peu épaisses, la ponction suivie d'injection de vin chaud ou d'iode a donné de bons résultats. Velpeau a relaté trois observations de kystes séreux guéris par l'injection iodée au tiers ; il fait remarquer combien ce médicament limite son action, combien peu les parties saines de la mamelle participent à l'inflammation de la poche. Sa pratique pourrait être suivie dans les cas où un pareil diagnostic aurait paru vraisemblable. Nous avons même vu Birkett mettre en avant l'efficacité de la ponction pure et simple, non suivie d'injection.

Si le trocart explorateur ou les commémoratifs autorisent à croire à un *galactocèle*, à un kyste laiteux simple, devra-t-on utiliser la même ressource ? Velpeau a dit que l'injection iodée ne pouvait assez modifier une surface glandulaire et pour ainsi dire muqueuse, tapissée d'un enduit caséeux qu'on trouve souvent à la face interne. Il vaut donc mieux avoir recours à l'incision large et à la suppuration du kyste. Bouchacourt a préconisé l'incision suivie de cautérisation, à l'aide de plumasseaux de charpie imbibés d'azotate d'argent au cinquième. Cette méthode expose-t-elle à moins de dangers, à une guérison plus rapide que l'extirpation ? Il est permis d'en douter Et comme on a vu quelquefois la récidive du galactocèle, il me paraît plus sûr et plus rationnel, surtout si la ponction n'a pas amené l'affaissement complet de la poche laiteuse, et qu'on puisse craindre une néoplasie cachée derrière, d'en venir à une opération plus radicale.

Somme toute, c'est à ce dernier parti qu'on est amené dans presque tous les cas, soit parce que la ponction, l'incision, le drainage ont été insuffisants, soit parce que le diagnostic est trop mal établi pour qu'on puisse avoir confiance dans les méthodes bénignes. Et cependant, les résultats obtenus par la compression dans le traitement des tumeurs du sein (1) permettent d'espérer quelquefois la guérison par une voie moins coûteuse. Voici donc, si je ne me trompe, comment on pourrait conduire l'intervention.

Étant reconnue la présence d'un kyste en apparence bien isolé, pratiquez la ponction à la fois exploratrice et évacuatrice. La tumeur étant affaissée, si vous ne trouvez

---

(1) Broca, *Sur le traitement des adénomes et des tumeurs irritables de la mamelle par la compression.* (*Bull. de thérapeutique*, 1862.)

rien alentour, aucune induration suspecte, si la glande a partout sa souplesse normale, faites une injection iodée. Mais pour peu qu'il y ait doute sur l'état des lobules glandulaires adjacents, forcément vous douterez de l'efficacité d'un traitement aussi simple ; et alors, vous pourrez essayer d'une compression méthodique, même au cas où vous aurez trouvé un liquide sanguinolent (obs. III). Par ce moyen, vous favoriserez l'oblitération d'un kyste simple, et au besoin l'atrophie d'un adénome bénin devenu kystique.

Si vous avez la surprise d'un *kyste hydatique*, évacuez par une large incision ou enlevez partiellement la glande.

Mais dans tous les cas où vous aurez reconnu un kyste dermoïde, laiteux ou butyreux, dans tous ceux où la ponction suivie de compression n'aura pas dissipé les indurations douteuses, dans ces rares exemples de kystes par rétention qui vous sembleront causés par une végétation endo-canaliculaire peut-être sans gravité, peut-être aussi destinée à grandir à la manière des épithéliomes, *à fortiori* quand vous aurez devant vous des kystes multiples annexés à des masses néoplastiques bien évidentes, alors n'hésitez pas, et de parti pris extirpez la tumeur.

Je m'arrête sur ce mot. Il ne me convient pas d'examiner incidemment des questions chirurgicales de premier ordre. L'extirpation doit-elle être large ou ménagée ? faut-il faire l'énucléation simple, l'amputation partielle dans les tissus sains, l'amputation totale ? Si la première semble suffisante pour les petits néoplasmes solides bien nettement isolés de la glande, c'est entre les deux dernières qu'on devra se décider pour les tumeurs d'un certain volume et devenues franchement kystiques, et l'opération sera plus moins radicale, suivant les dimensions de la masse morbide et sa tendance plus ou moins prononcée à l'envahissement. Dans la voie féconde où se trouve engagée la chirurgie moderne, les succès opératoires sont de jour en jour plus nombreux, et il ne faut plus mettre en balance les dangers d'une intervention large et hardie avec la redoutable imminence des récidives.

Mais choisira-t-on le bistouri, l'écraseur, les caustiques potentiels ou l'agent thermique? Cherchera-t-on la réunion immédiate ou la cicatrisation à ciel ouvert? Quel avantage attendrons-nous des nouvelles méthodes de pansement qui ont modifié d'une manière si heureuse le pronostic des grandes opérations? J'abandonne le soin de répondre à ces questions aux auteurs qui s'imposeront la tâche de refaire en entier l'histoire des tumeurs de la mamelle, et qui, n'adoptant aucune opinion exclusive, cherchant non pas à édifier une théorie personnelle ou à mettre en lumière une idée préconçue, mais à présenter les faits dans leur ensemble et à les encadrer dans une classification large et rigoureuse, continueront ainsi l'œuvre féconde et toujours jeune de Velpeau.

OBSERVATIONS.

OBSERVATIONS

KYSTES INDÉPENDANTS.

Obs. I. — *Kyste séreux sous-cutané* (?) *de la région mammaire*
(communiquée par A. Cartaz).

E. Hélène, 28 ans, domestique, entre le 13 mars 1875 à la Charité, salle Sainte-Rose, n° 3, service du professeur Trélat.

Avortement à 6 mois il y a 7 ans, suivi d'une métro-péritonite qui retint la malade au lit pendant six semaines.

Elle vient réclamer des soins pour une tumeur du sein droit dont elle fait remonter le début à 4 ans environ. A cette époque, elle s'aperçut par hasard qu'elle portait une petite tumeur, développée sans causes appréciables, du volume d'un pois, indolente, et qui a suivi depuis cette époque une marche progressive, mais fort lente, puisqu'elle n'a guère aujourd'hui que le volume d'une noix.

Située à la partie inféro-externe du sein droit, elle est mobile avec la peau sur les couches profondes, dure, sans rénitence apparente.

Pas d'adénite axillaire. Diagnostic : Fibrome.

L'incision destinée à l'énucléer fait jaillir un liquide clair, absolument transparent, qui fait penser à un kyste hydatique ; on achève l'ablation sans difficulté. L'examen de la poche, fait au Collége de France par Ranvier, permet de reconnaître un kyste séreux simple.

La malade est sortie guérie le 3 avril.

Obs. II. — *Hématome de la mamelle* (*Boston medical and surgical journal*, 17 janvier 1878).

Une femme de couleur, âgée de 22 ans, entre à l'hôpital de

Boston, le 27 juillet 1877, pour une tumeur de la mamelle droite. Elle affirme qu'à l'âge de 8 ans, étant à jouer sur la glace, elle tomba et reçut un coup violent sur le sein droit. Depuis cet accident, elle a remarqué une saillie dure immédiatement au-dessous du mamelon. Cette grosseur a commencé à s'accroître lentement et à devenir douloureuse, sept mois avant son entrée à l'hôpital, environ 13 à 14 ans après la chute. A l'entrée de la malade, la tumeur a le volume d'un œuf d'oie, sans chaleur à la peau, et n'est que peu douloureuse à la pression. Le Dr Gay fait une incision qui met au jour une masse noirâtre enkystée. Par une pression modérée, la masse est énucléée de sa poche, et celle-ci, étant solidement adhérente, est laissée dans la plaie, pour être éliminée par grangrène.

Suppuration peu abondante pendant tout le travail de cicatrisation. La malade sort guérie au bout de 25 jours. — L'examen microscopique de la tumeur par le Dr Bolles, démontre qu'il s'agit d'un hématome. — L'opération et les pansements ont été faits d'après la méthode de Lister, ce qui peut rendre compte du peu d'abondance de la suppuration.

KYSTES GLANDULAIRES SIMPLES.

OBS. III. — *Kyste simple à contenu hématique* (communiquée par M. S. Duplay).

Virginie Henry, 49 ans, fleuriste, entre à l'hôpital Saint-Louis, salle Sainte-Marthe, n° 74, le 1er avril 1878.

Cette femme n'a jamais été malade. Elle a eu un enfant il y a 31 ans, qu'elle n'a pas nourri; aucun accident du côté du sein pendant la grossesse. Bien réglée jusqu'à l'année dernière.

Il y a environ 15 ans, elle vit se développer une petite tumeur dans le segment externe de la mamelle droite. Cette tumeur grossit très-lentement jusqu'à l'année dernière; à cette époque, elle acquit très-rapidement le volume du poing. Il y a 8 mois, la malade entra à l'Hôtel-Dieu, dans le service de M. Guérin. On fit une ponction, qui donna issue à une assez grande quantité d'un liquide noir, semblable à du marc de café. Elle entendit prononcer le nom de *sarcome kystique;* l'amputation du sein lui fut proposée. Depuis ce moment, elle n'a pas souffert, et a repris son travail.

Un écoulement blanchâtre par le mamelon, qui durait depuis longtemps, persista, puis devint sanguinolent. Il y a 15 jours, survinrent des douleurs ; le sein se tuméfia, rougit, puis une ouverture se fit au niveau de la ponction, et donna issue à un liquide purulent. Nouvelle ouverture en bas il y a 3 ou 4 jours.

État actuel. — Le sein n'est pas très-augmenté de volume ; le mamelon est un peu rétracté. Rougeur diffuse modérée ; dilatation de quelques veines superficielles. La peau semble partout épaissie, indurée, comme chagrinée à la surface. A mesure qu'on se rapproche de la partie externe, ces caractères s'accusent davantage ; des deux ouvertures qui siégent de ce côté, la plus élevée, qui s'est formée la première, est comme enfoncée ; la peau s'infléchit en quelque sorte vers le fond de l'ulcération. Celle-ci ne pénètre pas très-loin ; au fond, le tissu est dur et grenu. A la partie inférieure, la peau est sphacélée, une large ouverture est en train de se produire ; les bords en sont décollés et se séparent des tissus profonds, qui sont mollasses, grenus, et donnent la sensation d'une masse glandulaire. Dans l'aisselle, on trouve un petit ganglion, peu douloureux ; état général excellent. M. Duplay pense à un *fibrome kystique.*

Dans les jours qui suivirent l'entrée de la malade, la peau acheva de se sphacéler, et mit largement à nu le fond du kyste. A partir du 17 avril, le sein fut comprimé avec de la ouate et un bandage roulé. Son volume diminua peu à peu, et la compression fut cessée le 25 avril. Alors on put constater que l'induration était réduite au volume d'un petit œuf de poule. L'étendue de la plaie était beaucoup moindre.

Le 4 mai, la malade sort complétement guérie. Il n'y a plus trace de tumeur dans la mamelle ; il reste seulement, au niveau de la plaie cicatrisée, qui a partout sa souplesse normale, une très-petite induration, un nodule cicatriciel qui n'atteint pas les dimensions d'une petite noisette.

Obs. IV. — *Kyste simple à contenu hématique* (communiquée par M. S. Duplay).

Roland, 51 ans, ménagère, entrée à l'hôpital Saint-Louis le 26 mars 1877, salle Sainte-Marthe, n° 69.

8

Ménopause depuis 6 ans. Cinq enfants, le dernier il y a 23 ans. Elle n'a jamais nourri, et n'a jamais subi de traumatisme dans la région du sein.

Il y a deux ou trois ans, cette malade s'aperçut de la présence, dans la partie externe du sein droit, d'une petite tumeur indolente, grosse comme une noisette et qui a graduellement augmenté de volume.

Aujourd'hui on trouve une énorme tumeur, plus grosse que les deux poings, occupant la partie latérale droite du thorax, depuis l'aisselle jusqu'au mamelon repoussé en dedans et en avant.

Tumeur hémisphérique, légèrement bosselée, recouverte d'une peau mince, de couleur légèrement violacée, mais mobile. La tumeur est elle-même mobile sur les parties profondes, en même temps que le reste de la glande mammaire. Consistance molle, fluctuation évidente. Légère sensibilité à la pression.

On hésite entre un kyste et un abcès froid.

Une ponction donne issue à 500 grammes d'un liquide séro-sanguinolent. Un drain est passé au travers de la tumeur.

Une inflammation assez vive a suivi le passage de ce drain ; mais au bout d'un mois la poche kystique était à peu près complétement revenue sur elle-même, et la malade sortait de l'hôpital dans les premiers jours de mai, complétement guérie, et conservant à peine une petite nappe d'induration superficielle dans la partie externe du sein droit.

Obs. V. — *Kyste par rétention dû à la présence d'une végétation endo-canaliculaire* (thèse de Rogeau, p. 30).

Madame F..., 30 ans, mère de deux enfants, qu'elle n'a pas allaités, est de constitution moyenne et d'un embonpoint médiocre. Elle fut opérée, il y a quinze ans, d'une tumeur adénoïde du sein gauche, du volume d'une noix.

Il y a quatre ans et demi, jouant avec un de ses enfants, elle en reçut au sein droit un coup de talon. La douleur fut vive, mais dura peu de temps, et il survint un gonflement manifeste. Le lendemain, Mme F..., soulevant un paquet volumineux, se sentit mouillée et vit sortir par le mamelon, goutte à goutte, une certaine quantité de sang pur et vermeil ; elle en évalue la quantité à 5 ou

6 grammes. Un médecin, consulté, conseilla l'application d'eau blanche et le repos.

Une ecchymose étendue envahit le sein, mais les douleurs cessèrent au bout de quelques jours, et l'accident ne parut pas avoir d'autres suites. Cependant, trois mois plus tard, l'écoulement sanguin se reproduisit. M. Verneuil, appelé à ce moment, constata, au point frappé, l'existence d'une petite induration perdue au milieu des grains glanduleux de la mamelle et conseilla l'application de pommade iodurée. L'écoulement se renouvela de temps à autre ; tantôt le liquide était visqueux, jaunâtre et clair comme de la synovie, tantôt d'apparence crémeuse, tantôt rougeâtre, parfois formé de sang presque pur, quand la malade s'était servie beaucoup de son bras. La tumeur fit des progrès insensibles, et l'an dernier elle se détachait facilement du reste de la glande et avait la forme et le volume d'une grosse amande dont la pointe touchait à la base du mamelon. Ce volume du reste variait ; plus considérable au moment des époques, en dehors des règles il augmentait peu à peu et diminuait parfois brusquement quand l'écoulement était plus prononcé. Les douleurs suivaient la même marche ; presque nulles quand la tumeur était moindre, assez vives et gênant les mouvements du bras quand la tumeur subissait au contraire un accroissement notable.

Dès l'an dernier, M. Verneuil proposa l'ablation de la tumeur, mais Mme F..., d'un caractère pusillanime, repoussa énergiquement l'opération. Jusqu'alors, d'ailleurs, le repos du bras et les émollients amenaient toujours de l'amélioration. Cette année cependant, les douleurs devenant continues et le liquide ayant acquis une certaine âcreté, M. Verneuil insista de nouveau, en faisant valoir l'innocuité de l'opération, l'incurabilité du mal par les agents pharmaceutiques, et enfin le danger résultant de la persistance d'une tumeur du sein aux approches de la ménopause. L'opération fut résolue pour le 3 février.

La tumeur présentait alors les caractères suivants : située sur le même plan que le mamelon, à la partie interne du sein droit, elle affectait la forme d'un cône dont la base répondait à la périphérie du sein, et le sommet, dur et effilé, à la naissance du mamelon. Facilement isolable, elle n'avait d'adhérence ni avec la peau ni avec les parties profondes ; d'ailleurs, pas de changement de coloration du derme, pas d'engorgement ganglionnaire, état général satisfaisant. La pression faisait sortir par le mamelon un liquide clair, jaunâtre, en petite quantité. Productions morbides obstruant un conduit galactophore et le dilatant en arrière d'elles : tel fut en présence de ces symptômes le diagnostic posé. Une incision transversale allant du mamelon à la partie interne du sein mit à nu la tumeur, qui fut facilement isolée.

Examen de la tumeur. — Elle présente manifestement, à sa partie externe (qui touchait au mamelon), l'embouchure de deux conduits galactophores. L'un d'eux, ouvert dans toute son étendue, n'offre rien d'anormal ; l'autre, au contraire, montre des détails intéressants qui confirment le diagnostic : il est dilaté à son embouchure, et le stylet, introduit à 0,015 millimètres de profondeur, joue librement dans une assez vaste cavité. Les parois de ce canal présentent deux saillies papilliformes logées dans des alvéoles creusées aux dépens des parois et bouchant presque complétement la lumière du conduit. L'une d'elles est petite, jaunâtre, un peu granuleuse ; la plus considérable est oblongue, grosse comme une grosse lentille, d'un rouge assez vif. Ces productions adhérentes à la paroi par un mince pédicule, qui paraît de même nature qu'elles, offrent à leur surface de fines arborisations et même des infiltrations sanguines qui expliqueraient l'écoulement séro-sanguin parfois observé. Complétement lisse dans les points qui correspondent aux saillies pédiculées, la paroi du canal est plissée dans le reste de son étendue. Mais ces plis sont surtout saillants dans la dilatation terminale du conduit, assez considérable pour loger une aveline ordinaire. On y trouve encore quelques gouttes d'un liquide clair, un peu filant. Cette espèce de kyste a des parois minces, revenues sur elles-mêmes, par suite probablement de l'évacuation du liquide, puisqu'une traction médiocre les fait disparaître en partie. Elle est séparée du conduit galactophore par un repli qui la délimite assez nettement de ce côté, mais insuffisant toutefois pour empêcher une connexion entre ces deux cavités.

L'examen microscopique fait par M. Nepveu, chef du laboratoire à la Pitié, a donné les résultats suivants :

Le liquide, contenu dans la dilatation kystique, renferme des éléments divers (épithélium et leucocythes) en voie de dégénérescence graisseuse. Les végétations, qui offrent à leur surface de petits corpuscules maintenus par un pédicule étroit et filiforme, ne sont autre chose qu'un épithélioma glandulaire, à la période de début. Le tissu conjonctif est peu abondant. (L'interprétation de Nepveu est contestée par Coyne, qui admet une simple végétation papillaire, destinée à ne pas augmenter de volume.)

TUMEURS KYSTIQUES.

OBS. VI. — *Tumeur kystique de la mamelle, considérée comme un vaste adénocèle avec kyste laiteux,* par le docteur Le Gros Clark. (Note lue à la Société royale de médecine et de chirurgie de Londres, *the Lancet,* 24 janvier 1874.)

E. H., âgée de 24 ans, entra à l'hôpital Saint-Thomas en novembre 1872. Elle avait remarqué pour la première fois, à l'âge de 16 ans, dans sa mamelle, une grosseur qui s'était accrue graduellement jusqu'à atteindre les dimensions considérables qu'elle présentait à l'entrée de la malade, mais sans causer de douleur. Elle était mariée depuis deux ans, et avait un enfant de 7 mois. La saillie de la tumeur était au-dessous du mamelon, et la masse entière avait 26 pouces et demi de circonférence.

La tumeur a été enlevée le 4 décembre, et la glande mammaire, qui était presque entièrement distincte, ne fut enlevée qu'en partie. La guérison a été complète. La tumeur solide pesait de 8 à 9 livres, et était constituée par une production adénoïde qui, à la section, offrait la structure du tissu mammaire sain. Dans son intérieur, il y avait une large cavité contenant un peu plus d'un demi-litre de lait épais, crémeux. La membrane tapissante du kyste était déchiquetée, fibrineuse. Les caractères microscopiques étaient ceux du véritable tissu glandulaire. Quelque temps après sa guérison, la patiente est devenue enceinte, et n'a éprouvé que peu de souffrance, et temporairement, au début de la période de lactation.

M. Birkett ayant demandé si un accroissement rapide de la tumeur pouvait donner l'idée d'une accumulation récente de lait, ou si la tumeur avait atteint son principal développement avant le mariage et l'accouchement de la malade, l'auteur a répondu : La malade a affirmé qu'elle n'avait observé aucun accroissement remarquable de sa tumeur après son accouchement. Il ne saurait dire si le tissu glandulaire anormal pouvait sécréter du lait comme le tissu mammaire normal, pendant la lactation, et donner ainsi naissance à un kyste laiteux ; s'il en est ainsi, l'épaisseur des parois du kyste peut empêcher tout signe de la présence du liquide.

Le docteur Birkett fait remarquer que les cas de cette espèce sont très-rares. Il en a publié un semblable dans *Guy's Hospital Reports*, et il pense que ce fait était alors unique dans la science. Il y a, dit-il, une différence marquée entre ces cas et les productions adénoïdes ordinaires. Dans le cas présenté par M. Le Gros Clark, on peut considérer la production comme un tissu glandulaire parfait, né à l'âge ordinaire, 16 ans, et croissant après cette époque. Il en était de même dans le cas publié par lui, où la tumeur n'a pas été enlevée tout d'abord, la malade étant enceinte, puis nourrice. Dans ce cas, la tumeur était plus solide que dans celui du docteur Le Gros Clark : elle ne contenait qu'un petit kyste rempli par une substance semblable à du fromage mou, la partie séreuse ayant été résorbée. A la surface des parois du kyste on voyait clairement les orifices de vaisseaux ouverts, de sorte que pour lui on doit considérer ces productions comme de véritables glandes mammaires sans mamelon et sans conduit excréteur. Dans les adénoïdes ordinaires, il n'y a point de sécrétion de lait. Il a publié un autre cas, dans lequel il a enlevé un kyste contenant une grande quantité de liquide : sérum, lait et pus. Ce dernier kyste s'était développé beaucoup plus rapidement ; sur la surface il y avait plusieurs productions adénoïdes, mais le lait provenait de la glande mammaire normale. Les auteurs allemands ont dit qu'il est impossible que des productions nouvelles puissent sécréter du lait, ce qui vient à l'appui de sa manière de voir que, dans les cas en question, ce sont des glandes mammaires surnuméraires.

OBS. VII.— *Tumeur kystique de la mamelle, considérée comme un cysto-sarcome* (communiquée par E. Marignac).

Rose S..., âgée de 50 ans, entre le 1er mai 1877 à l'hôpital Necker, dans le service du professeur Guyon.

Antécédents. — Le père est mort des suites d'un accident, la mère pendant ses couches. Les règles se sont supprimées à l'âge de 30 ans, à la suite d'une émotion violente. La malade n'a jamais eu d'enfants.

Il y a environ quinze ans, elle reçut sur le sein gauche un coup de poing qui détermina une ecchymose, bientôt dissipée. Un ou deux ans plus tard, elle remarqua une grosseur du volume d'une noix, située exactement à l'endroit où avait porté le coup; c'est-à-dire au niveau de l'auréole. Cette grosseur ne lui a jamais causé la moindre douleur, ni spontanément, ni à la pression ; elle est toujours restée stationnaire jusqu'au mois de février dernier.

A cette époque, elle s'aperçut que le sein grossissait, en même temps qu'il devenait douloureux ; elle ne se rappelle pas avoir reçu à ce moment un nouveau coup. Elle ressentit bientôt des douleurs aiguës, mais ne présentant pas d'irradiation. Le toucher et la palpation étaient peu douloureux. Au bout d'un certain temps, et avant qu'il eût atteint son volume actuel, le sein, qui était dur et également résistant dans toute son étendue, commença à se ramollir un peu à certains endroits. Ne voyant aucune amélioration dans son état, malgré un traitement résolutif qu'elle suivit pendant quelque temps chez elle, Rosa S... se décida à se faire opérer.

État de la malade, le 1er mai 1877. — Elle paraît un peu plus vieille que son âge, elle est maigre et assez faible, cependant elle jouit d'une bonne santé habituelle.

Le sein gauche présente un volume égal à celui des deux poings d'un homme, il est proéminent, comme repoussé en avant, le mamelon est légèrement effacé ; la peau est tendue, luisante, un peu rouge en certains points, sillonnée de quelques veines à la base du sein, elle donne à la main une sensation de chaleur assez marquée. La palpation dénote l'existence d'une masse dure et résistante, légèrement bosselée au côté interne, tandis qu'en dehors, on trouve un point saillant, où la peau semble amincie, tendue, et qui présente une fluctuation très-manifeste. Il y a donc une collection liquide, enfermée dans un kyste dont les parois sont dures et épaisses au côté interne. La peau ne paraît pas adhérente à la tumeur.

Pas d'engorgement ganglionnaire dans l'aisselle. La pression ne fait rien sortir par le mamelon.

3 *juin*. — La tumeur n'a pas augmenté de volume, mais la peau paraît un peu plus mince, et la fluctuation s'observe sur une plus grande étendue.

4 *juin*. — Opération : Amputation du sein gauche. Pendant l'opération, le bistouri ouvre une grande poche, qui renferme environ 300 grammes de liquide verdâtre, non visqueux, sans aucune partie solide.

La plaie, lavée à l'alcool pur, est réunie par des points de suture superficiels après qu'on a placé deux drains. A la date du 20 juin, elle était complétement cicatrisée ; la malade, en parfait état, quittait le service quelques jours plus tard.

Malheureusement, elle est revenue à la consultation de l'hôpital Necker au mois de novembre, portant une récidive au voisinage de la cicatrice, et un engorgement des ganglions axillaires. Depuis ce moment, on l'a perdue de vue.

Description de la tumeur. — Le kyste ayant été ouvert pendant l'opération, on n'a pu examiner le liquide qui s'en est échappé ; il était d'une couleur verdâtre, fluide, non visqueux, non grumeleux ; il y en avait environ 300 grammes. La tumeur n'atteignait pas tout à fait le volume des deux poings, le mamelon était un peu adhérent à la masse morbide.

La glande mammaire a disparu en grande partie, cependant on en trouve encore quelques lobules sains à la partie postérieure.

En achevant d'inciser le kyste, on trouve une grande cavité, tapissée par une membrane lisse, d'aspect grisâtre. Les parois de cette cavité sont recouvertes de végétations, de saillies mamelonnées, de prolongements, d'aspect et de dimensions très-variés. L'un de ces mamelons est beaucoup plus gros que les autres, il atteint le volume d'une grosse noix ; en le coupant transversalement on obtient une surface d'aspect blanchâtre, de consistance un peu élastique et montrant de nombreuses petites cavités kystiques, de grandeur variable et qui renferment un liquide visqueux et jaune clair. Les parois du grand kyste, qui forment la tumeur, présentent une épaisseur variant de 2 centimètres à quelques millimètres ; sur la coupe elles ont le même aspect que la tumeur mamelonnée.

Dans plusieurs points on trouve de petites plaques dures, rugueuses, crétacées, qui, vues au microscope, ne renferment pas d'ostéoplastes; traitées par un acide, elles donnent un peu d'effervescence.

Examen microscopique. — A l'état frais, le suc obtenu par le raclage renferme une grande quantité de cellules fusiformes à noyaux.

Les coupes faites après durcissement dans l'alcool et colorées au picro-carmin, montrent de nombreuses cavités kystiques, de grandeur très-variable, tapissées par un épithélium formé de cellules cylindriques à noyaux reposant sur une membrane du kyste. Quelques-unes de ces cavités sont tapissées en entier, d'autres ne le sont que dans une partie; toutes présentent des cellules granuleuses irrégulières dans leur cavité. Quant au tissu qui forme la principale partie de la tumeur, il est formé d'un stroma de tissu fibreux dessinant sous le microscope de grandes mailles dans lesquelles sont disposées régulièrement des amas de cellules fusiformes à noyaux.

Obs. VIII. — *Tumeur kystique de la mamelle, considérée comme un adéno-sarcome* (Léon Le Fort, *Gaz. des hôp.*, 1869, p. 197).

L..., âgée de 39 ans, jouit d'une bonne santé habituelle et n'a jamais éprouvé aucun trouble dans la menstruation. Elle a eu un enfant à l'âge de 23 ans, l'a allaité, et la lactation n'a été accompagnée ni suivie d'aucun accident.

Il y a deux ans, elle s'aperçut par hasard qu'il existait dans le sein gauche une tumeur du volume d'une grosse noix, superficiellement placée et facilement mobile. La malade, comme cela est fréquent, attribua l'apparition de cette tumeur à une chute qu'elle avait faite peu de temps auparavant, chute dans laquelle le sein gauche porta fortement contre le rebord d'un baquet. Cette tumeur, restée d'abord stationnaire, s'accrut ensuite très-lentement, car après dix-huit mois elle n'excédait pas le volume d'un œuf de poule; mais à partir de ce moment, et sans cause appréciable, elle augmenta avec une effrayante rapidité, et, en six mois, elle atteignit les dimensions qu'elle présentait à l'époque où la malade entra à l'hôpital Cochin, au mois d'octobre 1868.

La région mammaire du côté gauche est occupée par une tumeur volumineuse qui, considérée dans son ensemble, présente une forme hémisphérique à peu près régulière. Sa base, bien limitée en dedans, est un peu rétrécie. A la partie externe et supérieure, vers le bord pectoral de l'aisselle, il existe deux bosselures qui font corps avec la masse principale, mais s'en distinguent néanmoins par un relief assez sensible. L'une de ces bosselures offre le volume du poing ; l'autre, celui d'un gros œuf. La surface de la tumeur est lisse, la peau qui la recouvre est rouge, très-vascularisée, extrêmement amincie. La saillie du mamelon n'existe plus, mais la partie qui correspond à l'auréole est soulevée en forme de bosse-lure, et la peau, par suite de la distension, a perdu ses caractères normaux. Toutefois, en aucun point la production morbide n'a envahi, à proprement parler, les éléments de la peau, qui peut être isolée des tissus qu'elle recouvre.

La consistance de la tumeur est assez ferme par places ; cependant on trouve des points qui donnent la sensation d'un tissu ra-molli ; dans d'autres, une véritable fluctuation indique la présence d'une collection liquide assez superficielle. Au sommet de la tumeur, au niveau de la bosselure qui soulève l'auréole, on trouve les signes non équivoques de la présence d'un liquide.

Dans cet endroit, la peau n'est point vascularisée comme dans les parties environnantes ; elle offre une teinte bleuâtre qui tranche sur la coloration des téguments voisins.

La tumeur est mobile sur les parties profondes ; les ganglions axillaires semblent parfaitement sains. Ses dimensions sont les suivantes : circonférence, 65 centimètres ; diamètre vertical, 43 cen-timètres.

La région affectée est le siége de vives douleurs offrant un carac-tère lancinant, privant la malade de tout sommeil ; depuis six mois, elles sont devenues incessantes. Toutefois, la santé générale s'est maintenue assez bonne, et il n'existe aucun signe d'infection consti-tutionnelle. M. Le Fort diagnostiqua un adénome avec kystes mul-tiples. Dans les jours qui suivirent l'entrée à l'hôpital, et probable-ment sous l'influence des explorations, il se fit une véritable poussée inflammatoire accompagnée d'un état fébrile assez pro-noncé. Ces accidents cédèrent à un repos de quelques jours et à l'application de compresses imbibées d'eau alcoolisée. L'opération fut faite le 6 novembre 1868. M. Le Fort cerna la tumeur par deux

incisions formant une demi-ellipse dont l'un des sommets se diri-
geait vers l'aisselle. Pour diminuer autant que possible la plaie qui
devait résulter de l'extirpation de cette masse volumineuse, la peau
qui recouvrait la partie supérieure de la base de la tumeur, et qui
avait conservé son épaisseur et son aspect ordinaire, fut disséquée
et conservée. La séparation d'avec les parties profondes fut assez
facile ; malgré le volume considérable de la partie à enlever, l'opérée ne perdit que peu de sang, car le calibre des artères ne semblait pas en rapport avec la masse de tissus à laquelle elles se dis-
tribuaient. La tumeur enlevée pesait 3 kilog. 870 grammes.

Une coupe, pratiquée sur la partie moyenne, montrait qu'elle
était constituée par un tissu qui n'offrait point partout les mêmes
caractères. La majeure partie était formée par un tissu blanchâtre
assez résistant, et, même en tranches très-minces, il présentait une
cohérence remarquable, ainsi qu'on pouvait s'en convaincre en
cherchant à le dissocier pour le soumettre à l'examen histologique.
Par endroits, et formant des foyers bien limités, de volume remarquablement petit, on trouvait un tissu mou, tremblotant, gélatiniforme, offrant tous les caractères microscopiques du tissu myxomateux. Nous en avons compté trois sur une seule coupe qui divisait
la presque totalité de la tumeur dans le plus grand sens de cette
dernière. La partie centrale de la tumeur était occupée par un
vaste kyste, qui occupait presque toute l'étendue de son diamètre
transversal.

Ce kyste central envoyait en haut et en bas des prolongements
dans le tissu pathologique, qui semblait comme divisé en deux
parties par cette vaste lacune. Les prolongements kystiques dont
nous parlons communiquaient largement avec le sinus central,
dont ils n'étaient bien manifestement que des prolongements. Une
membrane à paroi blanche, lisse, comme séreuse, tapissait ces
espaces lacunaires. En aucune de ces parties elle ne présentait ces
végétations que Paget a signalées et dont l'existence était regardée
par lui comme preuve de l'origine kystique des adénoïdes du sein.
Elle se confondait, par sa face externe, avec le tissu morbide, sans
ligne de démarcation bien évidente. Le liquide contenu dans le
kyste central et dans ses prolongements était de consistance légèrement muqueuse, mais d'une limpidité à peu près parfaite et d'une
couleur légèrement citrine.

Des coupes pratiquées en divers points de la tumeur ne présentèrent point partout une structure identique. C'est ainsi que, par endroits, les préparations étaient constituées par un tissu exclusivement formé d'éléments fibro-plastiques, fusiformes, exactement juxtaposés, sans présence de matière intercellulaire en quantité notable, tandis que dans les foyers d'aspect gélatiniforme que nous avons mentionnés, on retrouvait tous les caractères du tissu myxomateux. Enfin, M. Le Fort constata, dans certaines parties, la présence d'éléments glandulaires hypertrophiés en nombre très-considérable. On reconnaissait facilement à l'œil nu les parties qui offraient la structure des myxomes, tandis que, selon le hasard des coupes, on trouvait tantôt un tissu fibro-plastique, tantôt de volumineux culs-de-sac glandulaires, sans que l'aspect extérieur du tissu soumis à l'examen histologique pût faire prévoir la nature des éléments prédominants.

Les suites de l'opération furent remarquablement bénignes pour la malade, et ne présentèrent aucune particularité bien intéressante. Lorsqu'elle sortit de l'hôpital, en février 1869, il n'existait plus qu'une plaie du meilleur aspect et de la largeur d'une pièce de 5 francs. Aujourd'hui, la guérison est complète.

Obs. IX. — *Tumeur kystique de la mamelle, considérée comme un sarcome ulcéré avec dégénérescence muqueuse du tissu* (A. Robin, *Bull. de la Soc. anat.*, 1873).

La pièce présentée par M. Robin provient de la clientèle de M. Gosselin. C'est une énorme tumeur du sein, qui s'est développée dans les circonstances suivantes :

Elle paraît dater de quatorze ans. A cette époque, la malade vit apparaître, vers la partie inférieure et externe de la mamelle, une petite grosseur lobulée du volume d'une noisette. L'affection resta stationnaire pendant six ans; pas d'écoulement par la mamelle. A ce moment, elle grossit peu à peu, et quatre ans plus tard, elle avait acquis les dimensions du poing. Du reste, elle était toujours indolente et augmentait d'une façon insensible. Dans les trois dernières années, elle s'était accrue notablement, et, il y a six mois, elle était aussi grosse que les deux poings réunis, lorsqu'elle subit dans son évolution une poussée très-rapide.

En quelques semaines, elle se développa outre mesure, devint douloureuse, puis finalement s'ulcéra un peu en dehors du mamelon, en donnant lieu à une tumeur fongueuse, bourgeonnante, de mauvaise apparence.

Un mois auparavant, **M.** Gosselin, constatant sur quelques points de la fluctuation, avait donné un coup de trocart dans la tumeur et retiré un litre de liquide séreux. Ce liquide n'avait pas tardé à se reproduire.

Absence d'adénite axillaire.

L'opération consiste en une énucléation totale de la tumeur. Il s'est échappé environ un litre de liquide séreux au moment de la section du kyste principal.

Examen de la pièce. — Sur une coupe à l'œil nu, on peut distinguer trois substances spéciales : ici ce sont des îlots blanchâtres translucides; là c'est un tissu mou, comme gélatineux ; enfin, sur d'autres points, on trouve des amas pulpeux ou lardacés irrégulièrement distribués.

Les premiers répondent à des culs-de-sac glandulaires hypertrophiés, entourés de cellules embryonnaires et de tissu sarcomateux. Les portions molles sont constituées par du myxome vrai.

Dans cette tumeur, il existait de grandes cavités kystiques avec d'énormes végétations intérieures et des ponts formés par le tissu morbide allant d'un point à l'autre, de telle sorte que tout l'intérieur de la tumeur était parcouru par une sorte de vaste système lacunaire, offrant par places des dilatations plus ou moins marquées; une de ces dilatations contenait une quantité assez considérable de liquide.

Examen microscopique par M. Coyne. — Dans les portions qui formaient les parois des lacunes, on trouvait deux points dont l'aspect était assez différent. Dans l'un, la surface de section, assez lisse et d'un aspect uniforme, était interrompue par places par des cavités kystiques avec végétations intérieures. Dans l'autre, au contraire, la surface de la coupe présentait comme une sorte de membrane à dessins assez irréguliers, et dont la couleur opaque et la forme contournée tranchaient sur les parties interposées. Ces différences extérieures correspondaient à des différences assez notables dans la disposition de l'altération glandulaire.

Dans les **deux régions**, le tissu interposé aux acini est formé par des éléments fusiformes arrondis, des éléments fibro-plastiques ; dans la deuxième, l'altération est à son début, les territoires interposés aux parties glandulaires sont peu étendus ; tandis que dans la première, l'altération est tellement avancée que les éléments glandulaires sont très-écartés les uns des autres.

Dans la région où l'altération est à son premier degré, les éléments fibro-plastiques sont le plus souvent disposés concentriquement à l'élément glandulaire et forment comme une sorte de tourbillon autour de lui ; mais ils sont encore peu accumulés, peu pressés les uns contre les autres. L'élément glandulaire est agrandi et dilaté, de telle sorte que sa cavité est très-visible et a doublé ou triplé de volume. La membrane limitante a subi peu de modifications ; l'épithélium intérieur est quadrangulaire et présente des signes peu marqués d'irritation ; cependant, dans le centre des cavités déformées, agrandies, allongées, on retrouve quelques cellules épithéliales desquamées.

Dans la zone où l'altération est plus avancée, les éléments fibro-plastiques sont accumulés les uns sur les autres et donnent au tissu une certaine opacité ; ils sont parallèles entre eux et forment sur la surface de la coupe des faisceaux remarquables par leur aspect ; en certains endroits, on retrouve des points où existent encore des îlots de tissu conjonctif fasciculé, mais qui commencent à être envahis par l'altération sarcomateuse. On voit que cette altération part des cellules plates interposées entre les faisceaux conjonctifs ; ces cellules s'allongent, deviennent fusiformes, se segmentent, prolifèrent, et forment à un premier degré des sortes de nids de cellules fusiformes placés entre les faisceaux. A un degré plus avancé de la lésion, la substance des faisceaux disparaît et les éléments fibro-plastiques se placent presque au contact les uns des autres, séparés encore par une sorte de réticulum grêle, vestige de l'ancienne charpente des faisceaux.

Les éléments glandulaires, très-écartés les uns des autres, donnent naissance à d'immenses lacunes, dont quelques-unes dilatées contiennent des végétations intérieures à pédicule très-large.

La membrane limitante y est un peu plus accusée que dans les points de la tumeur où l'altération est à son début, mais l'épithélium est peu modifié ; il est quadrangulaire et forme une seule couche appliquée sur la face interne de la membrane limitante.

Obs. X. — *Tumeur kystique de la mamelle, considérée comme un épithélioma végétant des conduits galactophores* (communiquée par P. Bellouard).

Schlumberger (Caroline), 48 ans, journalière, entre le 25 novembre 1877 à l'hôpital Lariboisière, salle Sainte-Marthe, n° 19, service de M. Panas.

Il y a environ 18 mois que cette femme voit se développer, sans cause appréciable, la tumeur pour laquelle elle vient demander des soins à l'hôpital.

Elle a eu deux enfants, qu'elle n'a pas allaités.

Sa santé est habituellement bonne, et ne paraît pas actuellement altérée.

Peu ou point de douleur, spontanée ou provoquée.

La tumeur et le sein tout entier grossissent légèrement et deviennent plus sensibles aux époques menstruelles.

Quand on examine l'organe malade, on y reconnaît une masse morbide, qui peut avoir le volume d'un œuf de poule, et que l'on déplace facilement avec tout le sein, soit sur les parties profondes, soit sous les téguments.

La peau n'offre à son niveau aucune modification de couleur ni de structure.

Comme siége, la production pathologique occupe la moitié supérieure du sein, et en dehors de la ligne verticale mamelonnaire.

Elle correspond, par son extrémité interne, à la région de l'auréole, dans le point qu'occupent les canaux galactophores.

Elle est formée d'une masse assez molle, au milieu de laquelle on trouve un point franchement fluctuant.

Le sein est augmenté de volume, relativement à son congénère, mais n'est pas changé dans sa forme ; la tumeur, sous-jacente au pannicule sous-cutané, est logée dans l'épaisseur même de la glande.

Pas de développement veineux dans l'épaisseur de la peau, pas de retentissement ganglionnaire dans l'aisselle, ni sous la clavicule.

M. Panas diagnostique un sarcome cystique du sein, et en fait l'ablation, le 1er décembre 1877, en employant la méthode antiseptique de Lister. La plaie opératoire est assez étendue, car on se propose d'enlever une zone de tissus sains autour de la tumeur. Pendant ce temps de l'opération, le bistouri plonge dans une cavité kystique d'où s'écoule environ une cuillerée d'un liquide limpide coloré en rose citrin. A l'examen de la pièce, on voit, au centre d'un produit sarcomateux, une cavité kystique, uniloculaire, où il est resté un peu de liquide et dans laquelle se trouvent deux ou trois bourgeons, assez développés, rougeâtres, vasculaires, ressemblant aux franges synoviales qu'on voit dans certaines articulations malades.

La membrane qui tapisse la surface interne des kystes, les enveloppe également ; on dirait des masses fongiformes qui ont proliféré de l'extérieur et se sont introduites dans le kyste en refoulant sa paroi.

L'examen histologique est fait par M. Malassez, qui donne comme définition : *épithéliome végétant des canaux galactophores*, avec pronostic moins grave que pour l'épithéliome ordinaire.

Le pansement a été fait suivant les préceptes de Lister. La cicatrisation a marché avec la rapidité habituelle en pareille circonstance. Au moment où elle était presque achevée, il est survenu un peu de suppuration par l'angle externe de la plaie. Ce petit accident a seulement retardé de quelques jours la guérison définitive, qui s'est faite sans autre encombre, et sans réaction fébrile.

TABLE DES MATIÈRES

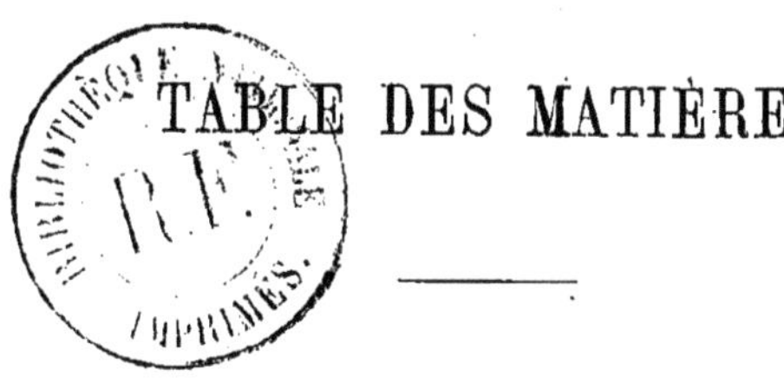

Paris. — Imp. FÉLIX MALTESTE et Cᵉ, rue des Deux-Portes-Saint-Sauveur, 22.

*

BIBLIOTHEQUE NATIONALE DE FRANCE
3 7531 03273049 2

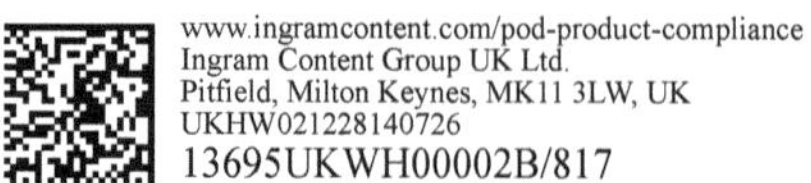

www.ingramcontent.com/pod-product-compliance
Ingram Content Group UK Ltd.
Pitfield, Milton Keynes, MK11 3LW, UK
UKHW021228140726
13695UKWH00002B/817